D L. A. R

Ancien Interne des Hôpitaux de Lyon.

Du Pneumothorax

silencieux

ON

IMP. RÉUNIES

DU PNEUMOTHORAX
SILENCIEUX

DU PNEUMOTHORAX

SILENCIEUX

PAR

Le Dr L. ADLER

Ancien Interne des Hôpitaux de Lyon.

LYON

IMPRIMERIES RÉUNIES

8, RUE RACHAIS, 8

—

1908

DU MÊME AUTEUR

Invagination iléo-colique par tumeur intestinale (fibro-myxome). — Soc. des sciences méd. de Lyon, 22 mars 1905; — *Lyon méd.,* 1905, I, p. 1078.

Sur un cas de cancer du col utérin cliniquement opérable avec généralisation péritonéale constatée seulement à la laparotomie. (En collaboration avec le Dr VIOLET.) — *Annales de gynéc. et d'obstétr.,* mai 1905.

Tumeur solide de l'ovaire avec foyer de ramollissement central. (En collaboration avec le Dr VIOLET.) — Soc. des sciences méd. de Lyon, 25 octobre 1905; — *Lyon méd.,* 1905, II, p. 815.

A propos de trois cas d'épithélioma branchiogène du cou. (En collaboration avec les Drs BÉRARD et JOUFFRAY.) — Soc. des sciences méd. de Lyon, 22 novembre 1905; — *Lyon méd.,* 1905, II, p. 1026.

Exostoses ostéogéniques multiples; résultats opératoires. — Soc. des sciences méd. de Lyon, 19 février 1906; — *Lyon méd.,* 1906, I, p. 505.

Gastrectomie pour néoplasme du pylore; guérison. — Soc. des sciences méd. de Lyon, 7 mars 1906; — *Lyon méd.,* 1906, I, p. 935.

Deux cas de volumineux fibromes utérins. — Soc. des sciences méd. de Lyon, 25 avril 1906; — *Lyon méd.,* 1906, I, p. 1194.

Calculs du cholédoque. — Soc. des sciences méd. de Lyon, 2 mai 1906; — *Lyon méd.,* 1906, I, p. 1285.

Balle de revolver dans l'articulation acromio-claviculaire droite;
extraction; guérison. — Soc. des sciences méd. de Lyon,
5 décembre 1906; — *Lyon méd.*, 1907, I, p. 221.

Deux cas de cholécystite calculeuse; cholécystectomie sous-séreuse;
guérison. — Soc. des sciences méd. de Lyon, 16 janvier 1907;
— *Lyon méd.*, 1907, I, p. 570.

Néoplasme de la petite courbure de l'estomac; gastrectomie par-
tielle; guérison. — Soc. des sciences méd. de Lyon, 20 février
1907; — *Lyon méd.*, 1907, I, p. 991.

Gros calcul vésical entourant une épingle à cheveux; extraction. —
Soc. des sciences méd. de Lyon, 20 février 1907; — *Lyon méd.*,
1907, I, p. 998.

Epithélioma du dos de la main; autoplastie par la méthode italienne;
guérison. — Soc. des sciences méd. de Lyon, 13 mars 1907; —
Lyon méd., 1907, I, p. 1133.

Tumeur mélanique de l'intestin grêle avec invagination intestinale.
— Soc. des sciences méd. de Lyon, 24 avril 1907; — *Lyon méd.*,
1907, II, p. 229.

Gros fibrome utérin avec torsion d'un petit fibrome accessoire ayant
nécessité une intervention rapide; guérison. — Soc. des sciences
méd. de Lyon, 1er mai 1907; — *Lyon méd.*, 1907, II, p. 272.

Cancer de la grosse tubérosité de l'estomac avec propagation à la
rate. — Soc. des sciences méd. de Lyon, 8 mai 1907; *Lyon méd.*,
II, p. 321.

EN PRÉPARATION

Un cas d'hémophilie chez une femme enceinte de quatre mois; mort
par hémorragie protubérantielle avec syndrome de Millard-
Gübler; autopsie. (En collaboration avec le Dr TROUILLEUR.)

A MES PARENTS

*Témoignage de mon affection et de
ma reconnaissance profondes.*

A mon Président de Thèse

Monsieur le Professeur WEILL

PROFESSEUR DE CLINIQUE MÉDICALE INFANTILE

> Nous lui sommes profondément
> reconnaissant de l'honneur qu'il
> nous fait en acceptant la prési-
> dence de notre thèse.

A MES MAITRES DANS LES HOPITAUX

Externat

Monsieur le Professeur agrégé NOVÉ-JOSSERAND, chirurgien des hôpitaux.

Monsieur le Professeur VALLAS, chirurgien-major de l'Hôtel-Dieu.

Monsieur le Docteur AUDRY, médecin honoraire des hôpitaux.

Monsieur le Professeur agrégé CHATIN, médecin des hôpitaux.

Internat

Monsieur le Docteur VIGNARD, chirurgien des hôpitaux.

Monsieur le Professeur Auguste POLLOSSON, chirurgien des hôpitaux.

Monsieur le Professeur agrégé BÉRARD, chirurgien des hôpitaux.

Monsieur le Professeur agrégé VILLARD, chirurgien des hôpitaux.

Monsieur le Professeur agrégé TIXIER, chirurgien des hôpitaux.

Monsieur le Professeur agrégé GAYET, chirurgien des hôpitaux.

Monsieur le Docteur MOLLARD, médecin des hôpitaux.

Monsieur le Professeur agrégé DEVIC, médecin des hôpitaux.

Monsieur le Professeur agrégé CHATIN médecin des hôpitaux.

Nous sommes heureux de pouvoir remercier ici M. le professeur agrégé Devic, médecin des hôpitaux, qui nous a inspiré le sujet de notre thèse et en qui nous avons toujours trouvé un maître plein d'attentions et de bienveillance à notre égard; nous lui exprimons ici toute notre reconnaissance.

Nous remercions notre maître, M. le docteur Mollard, ainsi que M. le docteur Lyonnet, médecins des hôpitaux, des observations qu'ils ont bien voulu nous donner et que nous avons publiées dans notre travail.

Nous sommes profondément reconnaissant à M. le docteur Destot, des conseils qu'il nous a donnés et des renseignements qu'il nous a fournis au sujet de notre thèse.

Notre maître, M. le professeur agrégé Chalin, médecin des hôpitaux, a bien voulu accepter de faire partie du jury de notre thèse; nous lui en exprimons ici toute notre gratitude.

Nous remercions également M. le professeur agrégé Lesieur, médecin des hôpitaux, et M. le professeur agrégé Laroyenne, qui ont accepté d'être nos juges.

INTRODUCTION ET HISTORIQUE

Nous avons eu l'occasion, pendant les six mois que nous avons passés comme interne dans le service du docteur Devic, de voir un malade atteint de pyopneumothorax d'origine tuberculeuse, affection qui resta cliniquement silencieuse pendant plusieurs jours, ne fut trouvée que par hasard à l'examen radioscopique et ne se manifesta par les signes physiques classiques que quelques jours après, malgré les nombreux examens attentifs et répétés auxquels fut soumis le malade.

Nous avons cherché de différents côtés s'il existait d'autres cas publiés analogues à celui que nous venions de constater. Nous en avons trouvé quelques-uns se rapprochant plus ou moins du nôtre, mais offrant par certains côtés une analogie assez évidente. Malheureusement, dans la plupart des observations, il manque un moyen de contrôle exact. Dans la nôtre même, l'autopsie n'a pu être pratiquée, et malgré le diagnostic ferme de pyopneumothorax porté dans la suite, la démonstration anatomique de la lésion n'a p être faite. Dans la plupart des autres observations, un autre moyen de contrôle très important, la radioscopie, n'a pas été pratiqué, soit que les observations datent d'une époque où les rayons X n'étaient pas encore connus, soit que pour des raisons variables, l'examen à l'écran n'ait pu être fait.

Nous voudrions montrer dans notre travail combien est utile dans le diagnostic de certaines affections thoraciques l'examen des malades aux rayons X, surtout la radioscopie, qui permet de voir de près, d'une façon très nette, l'état des organes et leur fonctionnement normal ou pathologique.

Nous voudrions montrer aussi que parfois les affections décrites dans les traités classiques comme les plus simples au point de vue symptomatologique, c'est-à-dire les plus marquées, les plus individualisées, les mieux décelables, peuvent passer assez facilement inaperçues, malgré toute l'attention du clinicien, par l'absence de quelques signes physiques ordinaires, qui servent à les reconnaître.

Nous savons bien que l'on a décrit pour chaque affection des formes frustes, c'est-à-dire plus ou moins cachées et demandant à être dépistées, à être recherchées avec soin. Mais il semble que l'on n'ait pas assez souvent présente à l'esprit l'existence de ces formes et que l'on recherche toujours dans une affection les gros signes, les signes cardiaux, ceux qui imposent le diagnostic. Aussi, croyons-nous qu'il faille, avant de poser un diagnostic précis, s'entourer de tous les moyens de contrôle possibles, notamment de celui qui trompe le moins souvent, de la vue, moyen de contrôle rendu possible en pratique dans certaines affections du thorax en particulier par l'examen aux rayons X.

Le point de départ de notre travail a été l'observation d'un pyopneumothorax qui est resté silencieux un certain nombre de jours, c'est-à-dire qui, pendant ce temps, ne s'est révélé par aucun des signes physiques ordinaires de cette affection, mais qui, plus tard, s'est manifesté normalement et a permis de poser un diagnostic précis.

Par le therme de pneumothorax silencieux, nous n'entendons pas que l'affection reste en général silencieuse pendant toute sa durée, car le diagnostic ne pourrait être basé alors que sur des hypothèses ou sur des constatations anatomiques après la mort. Mais nous voulons montrer que toute présence dans la plèvre d'air seul ou d'air mélangé à du liquide séreux ou purulent ne se manifeste pas fatalement par des signes évidents qui font faire d'emblée le diagnostic, mais demande souvent à être recherchée avec soin, ne donnant lieu parfois qu'à un ou deux signes cliniques légers pouvant facilement passer inaperçus, et parfois aussi demandant quelque temps avant de se manifester par des signes perceptibles à l'oreille qui ausculte. Nous voulons montrer également que dans ces cas frustes, là où l'oreille ne perçoit pas encore la lésion, existante pourtant, l'œil peut la voir, à condition que l'on puisse faire un examen radioscopique et surtout que l'on songe à le pratiquer.

S'il a fallu arriver à Laënnec pour avoir l'interprétation de tous les signes du pneumothorax et une symptomatologie précise, il semble bien que les anciens aient constaté un certain nombre de ces signes sans les rapporter à leur véritable cause et en déduire un diagnostic exact. Hippocrate ne connaissait que la fluctuation thoracique qui, pour lui, était caractéristique de l'empyème, de la présence de pus dans la poitrine; il ne rattachait pas ce signe à la présence d'air et de pus, mais admettait à l'état normal l'existence d'un vide dans la poitrine, vide nécessaire à la production du bruit de succussion.

Mais ce que l'auteur grec semble avoir déjà bien remarqué, c'est que toute présence de pus dans la poitrine ne se révèle pas infailliblement par le bruit de succussion. Dans les « prénotions coaques », il s'exprime ainsi : « Les empyématiques chez qui, quand on les secoue par les épaules, il se produit beaucoup de bruit, ont moins de pus que ceux chez qui il se produit peu de bruit, lesquels aussi ont plus de dyspnée et la face plus colorée; enfin, ceux chez lesquels il ne se produit absolument aucun bruit et qui ont une grande dyspnée et les ongles livides, ceux-là sont pleins de pus et dans un état funeste ». Hippocrate avait donc bien vu déjà que la présence d'une grande quantité de pus dans la poitrine pouvait ne donner lieu à aucun bruit anormal.

On sait qu'après lui, la fluctuation thoracique tomba dans l'oubli et qu'il fallut arriver à Ambroise Paré, Morgagni, pour la voir de nouveau rechercher; mais pour ces auteurs, la notion du pneumothorax n'existait pas encore, et ce furent seulement les chirurgiens, au cours de l'empyème, qui entendirent le sifflement de l'air s'échappant de la poitrine et parlèrent de collections gazeuses de la plèvre.

Combalusier, en 1747, Merkel, en 1759, Selle, en 1777, publient des observations de collections gazeuses pleurales. Auenbrugger, en 1760, trouve un nouveau procédé d'investigation dans la pratique médicale, la percussion de la poitrine. Mais il faut arriver en 1803, à la thèse d'Itard, pour trouver un premier travail important sur le pneumothorax et la création du mot lui-même désignant l'affection.

En 1819, Laënnec, dans son Traité de l'auscultation médiate, décrit le pneumothorax d'une façon complète, à laquelle on n'a plus guère ajouté depuis.

Depuis cette époque, nombreux ont été les auteurs qui se sont occupés de la question et nous n'avons pas l'intention d'énumérer ici tous ceux qui ont touché de près ou de loin à l'histoire du pneumothorax.

Qu'il nous suffise de citer Louis, Chomel, Stokes, Andral, Beau et Castelnau, qui étudient la symptomatologie de l'affection; puis la thèse de Saussier, en 1841, les travaux d'Hérard, de Wintrich et de Biermer. Plus tard, Béhier, Jaccoud, étudient dans leurs cliniques quelques points obscurs de la question. Au point de vue expérimental, nous devons citer les recherches de Demarquay et Leconte, de Riegel, de Weil, de Gilbert et Roger, de Rodet et Pourrat.

Enfin, les travaux de ces dernières années, notamment la monographie de Galliard, en 1892, et les nombreux mémoires qui ont paru depuis, semblent avoir mis complètement au point l'histoire du pneumothorax et de ses différentes modalités, en avoir fait connaître une symptomatologie complète et un diagnostic précis.

Il nous a semblé cependant que dans les travaux précédents, on n'attirait pas assez l'attention sur le phénomène suivant, à savoir que certains pneumothorax pouvaient exister sans se manifester par des signes cliniques appréciables. On a bien décrit des pneumothorax latents, c'est-à-dire débutant sournoisement, sans crise brusque, et ne se manifestant que lorsque l'on ausculte le malade. Les auteurs ont noté aussi l'atténuation des signes physiques dans certains pneumothorax partiels, enkystés.

Mais on n'a guère parlé et peut-être pas assez insisté sur
ce fait que certains pneumothorax ne se révèlent pas dès
leur début par des signes d'auscultation et de percussion
nets, qu'ils peuvent rester plusieurs jours silencieux, se
manifestant ou non par des signes fonctionnels, de même
que bon nombre d'hydro ou pyopneumothorax peuvent
passer complètement inaperçus, ne donnant lieu qu'à
des signes d'épanchement liquide, si on ne les recherche
pas avec soin et méthodiquement.

Il est vrai que la découverte des rayons X et de la
radioscopie a été d'une grande utilité dans le diagnostic
des affections thoraciques, et que c'est surtout depuis
ces dernières années, que l'on a pu constater à l'écran
des lésions qui n'avaient pas été décelées cliniquement.
C'est ainsi que l'on a pu publier diverses observations
de pneumothorax ou de pyopneumothorax visibles à la
radioscopie et diagnostiqués seulement par ce moyen,
tout au moins pendant un certain temps de leur existence.

Il faut dire aussi que, même sans le secours de la
radioscopie, on a pu songer à l'existence d'un pneumothorax en se basant sur les troubles fonctionnels cons-
tatés et sur la maladie causale, alors que les signes physiques de l'affection n'apparaissaient que quelques jours
plus tard. Récemment Sabourin, dans un article de la
Revue de Médecine, février 1908, donnait à cette variété
de pneumothorax le nom de pneumothorax muet, et si
cette appellation peut surprendre au premier abord, on
voit qu'elle correspond bien à ce que nous voulons dé-
crire, c'est-à-dire l'absence momentanée et plus ou moins
prolongée d'un ou plusieurs signes physiques, par les-

quels se manifeste d'ordinaire le pneumothorax, par lesquels il se fait entendre.

Dans notre travail, nous publierons tout d'abord l'observation du malade qui a servi de base à nos recherches. Nous la ferons suivre d'un certain nombre d'autres observations que nous avons pu recueillir, soit d'hydro ou pyopneumothorax, soit de pneumothorax simple, qui se rapprochent de notre cas, en les commentant et en essayant de montrer de quelle façon se manifeste le pneumothorax silencieux. Puis nous étudierons pourquoi certains pneumothorax restent silencieux, quelles sont les différentes causes de cette absence de signes. Enfin, nous montrerons quelle est la valeur diagnostique des différents signes physiques du pneumothorax, comment il faut les rechercher, et quelle place importante est dévolue à la radioscopie dans cette recherche et dans le diagnostic de l'affection.

OBSERVATIONS

. . . . . .

OBSERVATION I

(Due à l'obligeance du Dr Devic.)

Jean R..., 25 ans, manœuvre teinturier, entre le 16 janvier 1908, à l'Hôtel-Dieu, dans le service du docteur Devic, se plaignant de la toux et d'un point de côté droit.

Comme antécédents héréditaires, on note que son père est mort à 50 ans d'affection indéterminée; sa mère se porte bien. Il a cinq frères ou sœurs bien portants.

Il est marié depuis trois ans, sa femme se porte bien, n'a pas eu de fausse couche; il a un enfant de 1 an en bonne santé.

Il nie la syphilis et n'est pas éthylique. Il n'a eu aucune grave affection antérieure et dit s'être toujours assez bien porté. Cependant depuis plusieurs années, il tousse assez facilement pendant l'hiver, mais n'a jamais eu d'hémoptysie ni de modification de son état général.

Il y a onze jours, le 5 janvier, étant en assez bonne santé, et ne toussant que légèrement, le malade se plaignit d'un violent point de côté situé à la base droite du thorax. Il n'eut pas de frisson, mais dut interrompre son travail et s'aliter. Il fit appeler le soir même un médecin qui parla de pleurésie.

Le lendemain, le malade toussa et expectora davantage, et il prétend que pendant deux ou trois jours ses crachats furent légèrement de couleur marron. Il fut traité par son médecin pendant quelques jours, puis, devant la persistance des symptômes et même l'aggravation de l'état général, fut envoyé à l'hôpital.

A son entrée, le malade est couvert de sueurs, au faciès coloré, sans cyanose véritable.

Appareil respiratoire. — Il présente une dyspnée légère : 22 respirations par minute. Le point de côté de la base droite a persisté depuis le début de l'affection. La toux est assez fréquente, l'expectoration muco-purulente.

Le malade est aphone depuis le début de son affection.

Aux poumons, on constate : en arrière, du côté droit tout le côté sonne moins bien à la percussion que le gauche; à la base existe une matité franche dans le tiers inférieur environ du poumon. Les vibrations ne peuvent être recherchées à cause de l'aphonie du malade.

Il existe à l'auscultation une obscurité respiratoire complète à la base; le murmure vésiculaire commence à être perçu au niveau de la limite du tiers inférieur et du tiers moyen du poumon, tout en restant assez obscur dans toute la partie supérieure du poumon. Pas de souffle à la base; légère pectoriloquie. Dans les deux tiers supérieurs du poumon on entend d'assez gros râles humides avec une respiration un peu soufflante. Dans la fosse sous-épineuse existe à un endroit localisé un foyer de râles plus fins, presque crépitants. Au sommet on entend une expiration soufflante avec quelques râles muqueux et un peu de retentissement de la toux.

A gauche existent de gros râles de bronchite diffuse dans toute la hauteur du poumon, avec une respiration soufflante au sommet, sans craquements.

En avant, la sonorité est moins franche du côté gauche. Des deux côtés existent des râles sonores et ronflants de bronchite. La respiration est soufflante aux deux sommets.

Appareil circulatoire. — La pointe du cœur bat dans le cinquième espace, un peu en dehors du mamelon; choc de la pointe assez large. Les bruits du cœur sont normaux, réguliers; il n'existe pas de souffle.

Le pouls est régulier, de tension moyenne, à 100.

Tube digestif. — La langue est très saburrale. Il n'existe pas de vomissement, pas de diarrhée. L'abdomen est souple, non douloureux à la palpation. Le foie et la rate ne sont pas perçus.

Le malade présente un état général assez mauvais. Depuis le début de l'affection il se plaint de fièvre, de sueurs abondantes.

Il n'a pas de céphalée.

Les réflexes rotuliens sont normaux.

Les pupilles sont un peu dilatées.

La température est de 38°6 à l'entrée.

Les urines, de coloration normale, renferment un léger disque d'albumine.

18 janvier. — Le pouls est à 96.

Le malade est très affirmatif sur ce point que son aphonie date du début de l'affection actuelle.

Aux poumons, en avant, la tonalité est un peu plus élevée à la percussion du côté droit. Il existe de l'obscurité respiratoire sous la clavicule droite. Le malade a eu une selle diarrhéique cette nuit.

La température oscille autour de 39°.

21 janvier. — La température oscille entre 38° et 38°5, et présente des types inverses.

Le malade a deux ou trois selles diarrhéiques par jour. Il tousse peu; l'expectoration est à peu près nulle .

La zone d'obscurité respiratoire de la base droite est plus étendue; on a du silence respiratoire au moins dans les deux tiers inférieurs du poumon. Aucun autre symptôme pulmonaire appréciable.

Deux ponctions exploratrices restent négatives.

22 janvier. — Le malade est examiné à la radioscopie. On constate très nettement la présence d'un hydro ou pyopneumothorax droit. On voit à la partie inférieure une zone obscure liquidienne assez volumineuse surmontée d'une coupole claire, gazeuze, et séparée d'elle par une ligne horizontale très nette répondant à la surface du liquide et se déplaçant en ondes quand on imprime des mouvements au malade.

Le poumon gauche est bien clair, ne présentant rien d'anormal.

23 janvier. — Le malade est revu à la radioscopie. Il présente les mêmes signes que la veille.

Le poumon droit est réduit à une masse plus sombre située à la partie supérieure du thorax et collée contre la colonne vertébrale.

On repère le niveau du liquide, qui correspond en arrière au huitième espace intercostal, et en avant à la sixième côte.

Le malade est examiné et ausculté de nouveau dans son lit immédiatement après avoir été vu à l'écran radioscopique.

A la percussion large en arrière il y a perte de l'élasticité du côté droit. On ne constate aucun autre symptôme que ceux notés les jours précédents, et malgré l'examen le plus attentif, il est impossible de trouver cliniquement aucun signe de pneumothorax.

Le foie ne semble pas abaissé.

25 janvier. — Il existe toujours de la matité dans les deux tiers inférieurs du poumon droit et une obscurité respiratoire complète à ce niveau. Pas de souffle.

On a pour la première fois une succussion hippocratique très nette à droite.

Pas de signe du sou.

Le malade est un peu dyspnéique, non cyanosé.

Il tousse beaucoup. L'expectoration, peu abondante, muco-purulente, ne présente pas d'autre caractère.

La température est toujours fébrile, variant autour de 38°5, et présente assez souvent le type inverse. Les urines renferment un très léger disque d'albumine.

28 janvier. — Au milieu de la fosse sous-épineuse droite, le long du bord spinal de l'omoplate, on entend à l'auscultation un souffle tubo-amphorique. Les autres signes physiques notés précédemment persistent.

30 janvier. — Pas de cyanose.

Pouls : 104 pulsations par minute.

Respirations : 30 par minute.

Aux poumons : en haut à droite existe à la percussion du tympanisme dans les 2ᵉ et 3ᵉ espaces intercostaux. En arrière le souffle amphorique et la succussion hippocratique persistent.

4 février. — A la base gauche, en arrière, on entend quelques râles de bronchite et de gros frottements pleuraux, perçus surtout au niveau de l'angle postérieur des côtes.

Mêmes signes physiques du côté droit.

6 février. — Sous la clavicule droite, en avant, il existe une obscurité respiratoire très marquée avec seulement quelques sibilances.

11 février. — Le malade est vu de nouveau à la radioscopie et présente les mêmes signes qu'auparavant.

On le ponctionne sous l'écran et l'on retire 800 grammes de liquide purulent assez épais. La diminution de l'épanchement vue à l'écran radioscopique ne paraît pas aussi nette qu'on se le serait imaginé. Pourtant après la ponction, la ligne de flot est plus nette et les ondulations de la couche liquide lorsque l'on secoue le malade sont plus marquées.

Après la ponction, l'examen clinique fait reconnaître les mêmes signes physiques pulmonaires notés les jours précédents. Le souffle amphorique, la succussion existent toujours. On a en arrière le signe du sou dans un endroit assez localisé.

13 février. — Le malade a de la dyspnée, mais sans cyanose. Son état général semble s'être aggravé depuis la ponction.

Aux poumons, du côté droit, les signes physiques sont

moins marqués que les jours précédents. Il existe seulement de l'obscurité respiratoire. Le souffle amphorique a disparu. La succussion est toujours nette.

La température, après s'être abaissée est remontée à 38°5. Les urines contiennent toujours un peu d'albumine.

15 février. — L'état du malade s'est aggravé. Il est très dyspnéique et on doit lui faire des piqûres de morphine.

Il est cyanosé, couvert de sueurs.

Pas de modification des signes pulmonaires.

Pouls : 120 pulsations par minute.

19 février. — La mort survient au milieu d'une dyspnée intense, de sueurs abondantes, avec de l'hypothermie.

L'autopsie n'a pu être pratiquée.

Nous voyons par la lecture de l'observation précédente qu'il s'agit, en somme, d'un homme ayant probablement des antécédents tuberculeux et qui est arrivé à l'hôpital le onzième jour d'une affection aiguë, ayant débuté assez brusquement par un point de côté situé à la base droite du thorax. A son entrée à l'hôpital, il n'avait pas de dyspnée très marquée et présentait tous les signes d'un épanchement liquide d'importance moyenne de la plèvre droite. Il présentait bien, en avant, sous la clavicule droite, une tonalité plus élevée à la percussion et un peu d'obscurité respiratoire, mais ces signes furent mis sur le compte de l'épanchement. Six jours après, ayant examiné le malade à la radioscopie pour vérifier la quantité de l'épanchement, en même temps que son existence, car deux ponctions exploratrices étaient restées négatives, on est tout surpris de trouver un épanchement hydro-aérique des plus nets. Immédiatement après cet examen, et pendant les jours qui suivirent, malgré des examens répétés et des plus consciencieux, il nous fut absolument impossible de trouver un signe quelconque de pneumothorax. Ce ne fut que le vingtième jour après le début de l'affection, en supposant, ce qui est très vraisemblable, que celui-ci ait été marqué par le point de côté violent dont s'était plaint tout d'abord le malade, qu'apparut, comme premier symptôme de l'affection, la succussion hippocratique; trois jours plus tard, on perçut pour la première fois du souffle amphorique, et on eut en avant une sonorité tympanique. Il est à remarquer qu'une ponction de 800 grammes de pus faite quelques jours après, sous l'écran, ne fit point varier les signes physiques, sinon qu'apparut ensuite le signe du sou. L'épanchement liquide ayant augmenté dans la suite, le souffle amphorique disparut, mais la succussion persista.

Il est à regretter, dans notre observation, que le malade ait été aphone, ce qui a rendu la recherche des vibrations thoraciques impossible, et, d'autre part, que l'autopsie n'ait pu être pratiquée et ne nous ait montré la vérification anatomique de la lésion. Néanmoins, on peut affirmer que l'affection est restée silencieuse au moins pendant neuf jours, durant lesquels le malade fut attentivement examiné, alors que la radioscopie avait montré la lésion; et l'on doit admettre que l'affection ayant débuté assez brusquement, comme d'ordinaire, par un point de côté, le premier symptôme perceptible à l'auscultation n'apparut que le vingtieme jour après.

Nous rapprocherons de l'observation précédente les trois observations suivantes, ayant trait à des pyopneumothorax qui furent tout d'abord diagnostiqués à l'écran

et ne furent décelés cliniquement que quelque temps
après.

OBSERVATION II (résumée)

(*In thèse* AUDET.)

R... J.-B., 38 ans, piqueur de dessins, demeurant à Lyon,
entre à l'hôpital de la Croix-Rousse, salle Saint-Nizier, le
4 juin 1904, pour une fluxion de poitrine qui, dit-il, remonte
à trois semaines.

Son père est mort à 38 ans, tout enflé ; sa mère à 32 ans,
toussant depuis longtemps et ayant eu plusieurs bronchi-
tes. Un frère âgé de 38 ans bien portant. Une sœur morte
jeune de méningite.

Il a eu toutes les maladies de l'enfance, notamment
pendant longtemps mal aux yeux. Pas de suppurations gan-
glionnaires ni d'écoulement d'oreille. Trois ans de service
militaire en France sans un jour de maladie. Pas de séjour
antérieur à l'hôpital. Bonne santé habituelle. Alcoolisme
modéré, pas de syphilis, pas d'impaludisme. Depuis son
enfance n'a pas eu de bronchite et notamment n'a jamais eu
ni pleurésie, ni crachement de sang.

L'affection actuelle aurait débuté, il y a une vingtaine de
jours, par un peu de toux sèche, de la céphalée, des frissons
et plusieurs épistaxis. Le début s'est fait lentement et ce
n'est qu'au bout de cinq jours que le malade quitta son
travail. Un médecin le considéra comme atteint de grippe
simple. Depuis quinze jours, il a toussé et craché ; frissons,
anorexie, constipation, perte des forces et amaigrissement.

Actuellement, homme amaigri, fébricitant.

Langue humide, saburrale, pas de vomissement après la
toux. Le foie ne dépasse pas les fausses côtes. La rate n'est
pas hypertrophiée.

Toux peu fréquente, quinteuse, expectoration peu abondante, muqueuse, légèrement teintée.

A l'examen du thorax, en avant à gauche, diminution de la sonorité dans les 2e et 3e espaces ; dans le 1er et dans le creux sus-claviculaire, la sonorité est conservée ; augmentation marquée des vibrations thoraciques.

A l'auscultation, gros râles muqueux fixes dans le creux sous-claviculaire avec retentissement très léger de la toux.

A droite, rien à signaler.

En arrière, les signes sont également limités du côté gauche ; submatité dans les deux tiers supérieurs avec un peu d'augmentation des vibrations, obscurité manifeste du murmure avec râles muqueux très gros, inconstants, mais sans souffle, sans modification de la toux ni de la voix ; à l'extrême base il n'y a que des ronchus disséminés sans diminution du murmure.

L'examen du poumon a été assez pénible pour le malade et a produit une dyspnée vive, plus de 40 expirations à la minute, avec point de côté au-dessous du sein gauche.

Pointe du cœur difficile à trouver dans le 5e espace, en dehors de la ligne mamelonnaire. Bruits normaux.

Pouls un peu dicrote, 72, régulier.

15 juin. — Pas de changement appréciable à l'examen du poumon gauche. Au sommet droit, en avant, il y a de la submatité, de l'obscurité du murmure et des vibrations exagérées par rapport au côté opposé. Expectoration peu abondante, légèrement colorée .

28 juin. — Peu de bacilles de Koch dans les crachats, mais nombreux pneumocoques. Il est évident qu'il s'agit d'une tuberculose subaiguë à forme bronchopneumonique du sommet gauche.

15 juillet. — L'état général s'améliore. L'expectoration diminue d'abondance, mais est plus purulente ; contient toujours peu de bacilles. Dans tout le poumon gauche, en arrière, diminution nette des vibrations thoraciques par rapport au côté opposé. En outre, nombreux râles muqueux inspiratoires, sans souffle, sans retentissement de la toux et de la voix. La respiration est un peu soufflante au niveau du hile. En avant, mêmes signes, sauf près du mamelon, en dehors du cœur, au niveau des 3e et 4e côtes, où les râles prennent un timbre plus éclatant, plus cristallin, et où l'on a un souffle peu intense, mais à timbre tubo-creux, avec retentissement net de la toux. Pouls à 100, sans fièvre.

22 juillet. — Les signes d'auscultation sont semblables : grande probabilité pour l'existence d'une petite caverne antéro-latérale. La matité augmente en arrière, pleurésie probable, mais deux ponctions négatives. Expectoration plus abondante.

14 août. — On pratique pour la première fois l'examen radioscopique.

Poumon droit : sommet légèrement gris, cul-de-sac inférieur gris, le fonctionnement du diaphragme est normal.

Poumon gauche : gris dans toute son étendue, mais beaucoup plus dans sa moitié inférieure. Il n'y a de transparent qu'un espace triangulaire, à base inférieure nettement horizontale. Cette base est animée de battements isochrones aux contractions cardiaques; quand on secoue le malade, ces oscillations prennent une grande amplitude, ce sont des vagues. L'aire cardiaque est impossible à délimiter.

Devant ce résultat inattendu, révélant l'existence d'un pyo ou hydropneumothorax, on examine soigneusement le malade. Jamais il n'a eu de point de côté à gauche depuis le début de sa maladie, pas d'augmentation récente de la dyspnée qui a d'ailleurs été peu vive, pas de cyanose; on ne peut, d'après les renseignements que le malade donne, se faire une idée de l'époque approximative à laquelle ce pneumothorax a fait son apparition.

Quoi qu'il en soit, le début a été très insidieux. Aujourd'hui, on constate : à gauche, en avant, exagération de la sonorité sous la clavicule gauche, diminution des vibrations, obscurité très marquée du murmure, on pourrait même dire silence presque complet, ni souffle, ni retentissement de la toux et de la voix, ni bruit de succussion, ni tintement métallique. En arrière, l'obscurité est moindre, au

sommet, et la percussion donne un son submat. Le seul signe de pneumathorax qu'on ait c'est le bruit d'airain ; on
l'a dans un espace limité en plaçant l'oreille dans le creux
sous-claviculaire et en percutant avec deux pièces de mon-
naie en arrière, un peu au-dessous de l'épine de l'omoplate.
En sens inverse, l'oreille en arrière, le phénomène est moins
net.

31 octobre. — Le malade est sorti de l'hôpital du 17 octobre au 31 octobre. Actuellement il tousse peu ; expectoration
purulente abondante. Dyspnée modérée. Température sub-
fébrile.

En avant : matité dans le creux sus-claviculaire gauche,
léger tympanisme dans les deux premiers espaces, diminution des vibrations. Silence complet dans les deux premiers
espaces, sans souffle ; à partir du troisième souffle expiratoire tubo-métallique profond, léger, mais très net, avec
retentissement de la toux et de la voix.

En arrière, matité totale à partir de la moitié inférieure
de la fosse sous-épineuse et disparition totale des vibrations
Le souffle signalé en avant est perçu dans un espace limité
au milieu de la fosse sous-épineuse entre le bord spinal des
omoplates et les apophyses. Ni tintement métallique, ni
succussion, bruit d'airain peu net.

Radioscopie : en avant, tout le poumon gauche est gris ;
impossible de délimiter le cul-de-sac inférieur ni les limites
du cœur.

En arrière, même obscurité partout, sauf un très petit
triangle clair situé sur le bord spinal de l'omoplate et en
son milieu ; sa base est horizontale, mais non animée de
battements spontanés ou provoqués par les contractions du
cœur ou les secousses qu'on imprime au malade. A l'heure
actuelle, beaucoup de liquide et peu de gaz.

7 novembre. Radioscopie. Tout le côté gauche est gris
dans toute la hauteur, plus de triangle lumineux.

9 novembre. — Ponction de 600 grammes de liquide citrin.

19 décembre. — Gros épanchement à la radioscopie et pneumothorax gauche.

On a à gauche, en arrière, des vibrations faibles dans les fosses sus et sous-épineuses, nulles au-dessous. Murmure respiratoire faible. Tintement métallique net dans la fosse sous-épineuse. Signe du sou net. Pas de succussion. En avant et à gauche sonorité normale, à peu près pas de vibrations.

Ponction de 600 grammes de liquide purulent.

28 décembre. — Radioscopie. Triangle lumineux à gauche. Battements du cœur imprimant des secousses à la base du triangle.

7 janvier 1905. — Le malade étant dans le décubitus horizontal, il lui suffit de relever brusquement les membres inférieurs pour entendre lui-même un bruit de succussion très nette.

16 janvier. — Au poumon gauche, en arrière, silence complet; on n'entend aucun souffle.

19 janvier. — La radioscopie montre une légère augmentation du liquide. Ponction : 800 grammes de pus.

23 janvier. — Température entre 37° et 38°. Le malade va mieux.

29 mars. — Radioscopie. Épanchement total à gauche. Un peu de dextrocardie.

Abolition des vibrations à gauche en arrière. Obscurité complète du murmure. Pas de souffle. Un peu d'égophonie, bronchophonie marquée. Pas de bruit d'airain.

En avant vibrations persistent.

Tympanisme claviculaire.

Ponction : 900 grammes de pus.

Avril 1905. — Ponction de 1.500 grammes de pus.

13 mai. — Radioscopie : dextrocardie; plus de trace de gaz à gauche.

Ponction : 800 grammes de pus.

26 mai. — Matité à gauche, pas de vibrations, souffle respiratoire et expiratoire. Tintement métallique. Ponction : 2 litres de pus.

30 juin. — Radioscopie. Le niveau de pyopneumothorax se voit à deux travers de doigt au-dessus du mamelon. Poumon gauche rétracté contre la colonne. Poumon droit gris à son sommet.

23 juillet. — Bruit de succussion mieux perçu lorsque le malade le provoque lui-même.

Au mois d'août on fait deux ponctions de 800 grammes et une de 900 grammes de pus.

1er novembre. — A gauche, en arrière, matité de bois au-dessous de l'omoplate, submatité au-dessus. Vibrations très diminuées, mais pas abolies. Silence respiratoire absolu. Ni souffle, ni retentissement de la voix.

En avant, exagération de la sonorité, vibrations très diminuées, tintement métallique dans les inspirations profondes. On n'a le bruit de succussion que lorsque le malade le provoque lui-même.

15 décembre. — On a fait une ponction de 800 grammes de pus.

A la radioscopie, la zone claire au-dessus de la ligne horizontale du niveau du liquide est bien plus haute. Le mouvement de bascule du diaphragme est très net.

17 décembre. — Ponction : 800 grammes de pus.

22 janvier 1906. — Tintement métallique à la base gauche. Succussion nette.

30 janvier. — Ponction : 900 grammes de pus.

2 mars. — La radioscopie montre un pyopneumothorax très net.

Depuis plusieurs jours, le malade a des vomiques abondantes. Ponction : 800 grammes de pus.

20 mars. — Signes de pleurésie. Plus le moindre tintement métallique. Mais le malade ayant eu une vomique, tous les signes du pneumothorax réapparaissent.

21 mars. — Dyspnée marquée. Tous les signes du pneumothorax existent à gauche.

A droite, au sommet, la respiration est forte ; à la base, la sonorité est peu modifiée.

Le malade meurt dans la nuit du 21 au 22 mars 1906.

A l'autopsie on trouve la cavité de la plèvre gauche contenant environ deux litres d'un liquide louche, de couleur brune. La poche pleurale a une hauteur de 21 centimètres sur le bord postérieur. La plèvre est très épaissie, toutes les parois de la cavité épaissies (4 millimètres en moyenne). A la coupe aspect lardacé. Cavité tapissée d'exsudats purulents et hémorragiques épais. La perforation est unique et siège tout à fait à la partie antérieure de la cavité, dans l'angle même. L'orifice est ovalaire : 10 millimètres sur 5 millimètres. Le poumon est recroquevillé, réduit à un moignon.

A la coupe, le poumon est réduit à 16 centimètres de hauteur. Le lobe supérieur en entier est transformé en une caverne qui, remplie de pus, a des parois très anfractueuses. On arrive facilement dans la caverne en passant par l'orifice de perforation.

En certains points, la plèvre a 13 millimètres d'épaisseur. Couleur blanche, nacrée. Cette épaisseur, les plèvres symphysées la conservent dans toutes les parties ne correspondant pas à la cavité.

Granulation récente dans le lobe inférieur, de même que dans toute l'étendue du poumon droit.

Cette observation, que Audet a rapportée dans sa thèse en insistant sur la longue durée possible du pyo-pneumothorax tuberculeux et son traitement par les ponctions répétées, nous présente un malade ayant une tuberculose subaiguë à forme bronchopneumonique du sommet gauche; cinquante jours après le début de l'affection, on perçoit les signes d'un épanchement gauche en arrière, et en avant, en un endroit assez localisé, des râles à timbre assez éclatant, de même qu'un souffle à timbre tubo-creux, qui font penser à l'existence d'une caverne. Deux ponctions restant négatives dans la recherche de l'épanchement, on fait un examen radioscopique et l'on trouve un épanchement hydro-aérique gauche. Ce dernier n'est révélable cliniquement que par de l'exagération de la sonorité sous la clavicule gauche, de la diminution des vibrations et de l'obscurité respiratoire marquée à ce niveau; il n'existe point d'autre signe physique de pneumothorax, ni de signe fonctionnel; en arrière, pourtant, on a du bruit d'airain en un endroit limité.

Deux mois plus tard, la radioscopie montrait dans la plèvre la présence de beaucoup de liquide et peu de gaz; l'examen clinique décelait un léger tympanisme avec diminution des vibrations dans les deux premiers espaces, en avant, et un léger souffle tubo-métallique.

Dans la suite, les signes du pyopneumothorax varièrent avec la quantité de l'épanchement, que permirent de vérifier plusieurs examens à l'écran. Le tintement métallique et le bruit d'airain furent assez constants. La succussion hippocratique n'apparut que sept mois après l'entrée du malade à l'hôpital et fut toujours beaucoup mieux perçue lorsque le malade la provoquait lui-même par des secousses brusques du tronc.

Enfin, l'autopsie put être faite et montrer la présence dans la plèvre de deux litres de pus et l'existence d'une perforation pulmonaire.

Ce pyopneumothorax eut donc un début qui passa inaperçu; il ne fut diagnostiqué qu'à la radioscopie et ne se manifesta les premiers temps que par des signes d'auscultation assez légers qui demandèrent à être recherchés avec soin.

Observation III (résumée)

Lyonnet, Durand et Moutot. — *Soc. des sciences méd. de Lyon,*
25 avril 1906.

Jean D..., 15 ans, garçon laitier, entré le 15 mai 1905, dans le service du docteur Lyonnet, pour un point de côté et de la fièvre.

Rien à retenir de ses antécédents héréditaires ou personnels, sauf une affection pulmonaire aiguë, survenue il y a quatre ans, d'une durée d'un mois et demi. Il ne se souvient pas du diagnostic porté à ce moment.

Le début de l'affection actuelle s'est fait le 8 mai dernier par des frissons dont un très prolongé dans la soirée. En même temps malaise général, fièvre et céphalée. Le lendemain, point de côté sous-mammaire droit. Depuis, toux sèche et pénible.

A l'entrée, le malade est abattu, le point de côté persiste, fixe, constant et violent. La toux se fait par saccades, reste sèche.

La dyspnée est marquée : 64 respirations.

Du côté de la base droite, on a en arrière tous les signes physiques d'un épanchement remontant jusqu'à trois travers de doigt au-dessous de l'épine de l'omoplate.

Obscurité respiratoire. Pas de souffle, pas d'égophonie, ni pectoriloquie aphone.

Au-dessus de la matité, pas d'exagération de la sonorité en arrière, en avant, léger skodisme sous-claviculaire. Rien de particulier du côté du sommet droit.

Poumon gauche normal.

Température : 40°.

Cœur rapide mais régulier.

Pouls : 116.

20 mai 1905. — L'état général est resté toujours très mauvais. L'épanchement a progressé ; la matité atteint un tra-

vers de doigt au-dessous de l'angle de l'épine de l'omoplate.

Une ponction exploratrice ramène du pus roussâtre. On
fait une ponction de 550 grammes de liquide purulent sui-
vie d'un lavage de la plèvre à l'eau boriquée à 40 p. 100.

22 mai. — Il y a eu une amélioration par la ponction.
Dans la nuit dernière, le malade a eu une vomique d'environ
150 à 200 grammes (la seule qu'il ait eue pendant toute l'affection).

24 mai. — Devant l'état général grave et la présence d'un
épanchement purulent, on fait une ponction de 450 grammes.

28 mai. — Il y a eu une amélioration passagère par la
ponction. L'épanchement s'est reproduit depuis assez abondant.

L'examen radioscopique fait par le docteur Barjon, fait
porter le diagnostic de pneumothorax. Il avait montré
une opacité complète de la base droite jusqu'à trois travers
de doigt au-dessous de l'épine de l'omoplate. De plus il avait
permis de déceler à la limite du thorax, près de la ligne
axillaire, une coque opaque. Celle-ci s'était divisée en une
partie supérieure claire, transparente, avec travées opaques
et une partie inférieure obscure. La ligne de séparation horizontale au repos était mobile par les mouvements impri-
més au thorax.

L'examen clinique pratiqué ensuite donne de la succussion hippocratique, mais pas d'exagération de la sonorité à
la percussion, ni de bruit d'airain.

8 juin. — L'état général ne s'est pas amélioré. L'épanchement persiste sans aucune tendance à diminuer. Le malade est pleurotonisé par le docteur Durand. A l'opération,
il s'écoule une quantité abondante de pus. L'exploration
digitale montre une énorme cavité avec le poumon rétracté
en haut et dans la gouttière vertébrale. En un point du bord
postéro-externe du poumon, on croit sentir la perforation.

25 juin. — Les suites opératoires ont été bonnes. La plèvre se draine bien.

Un examen pleuroscopique au moyen de l'introduction d'un cystoscope par l'incision thoracique est fait par le docteur Rochet. Il permet de reconnaitre les feuillets pleuraux pariétal et pulmonaire.

Sur le poumon, en un point correspondant au bord axillaire de l'omoplate, au voisinage de la pointe, on constate une ulcération dont les dimensions réelles paraissent être de 1 centimètre et demi de diamètre. Il y a au pourtour un léger bourrelet ulcéré ; le fond est noir et l'on voit à son niveau du pus sourdre de la profondeur du poumon. Il existe ailleurs une ulcération analogue, mais sans sécrétion purulente.

A partir de cette époque, le malade alla de mieux en mieux. L'état général s'améliora progressivement, la température tomba. La plaie extérieure se ferma peu à peu, au fur et à mesure que se tarissait l'épanchement pleural.

Les signes d'auscultation montrèrent le retour progressif du poumon à sa situation et sa fonction normales, signes qui furent contrôlés à plusieurs reprises par l'examen radioscopique.

On voit, dans ce cas, que le malade est arrivé à l'hôpital avec les signes d'un épanchement purulent de la plèvre droite, dont la cause n'est pas indiquée. On lui fait deux ponctions évacuatrices, à quatre jours d'intervalle, entre lesquelles le malade a une vomique. Jusqu'alors, on ne constate que des signes d'un empyème, lorsque la radioscopie faite quelques jours plus tard montre la présence d'un épanchement hydro-aérique. Recherchée alors peut-être plus attentivement, l'affection n'offre, comme signe physique, que de la succussion hippocratique et ne se manifeste dans la suite par aucun autre symptôme.

Cette observation est intéressante en ce que l'examen

endoscopique de la plèvre a été pratiqué, et que l'on a pu voir l'orifice de la perforation pulmonaire.

OBSERVATION IV

(Due à l'obligeance du Dr LYONNET.)

Louis R..., 40 ans, entre le 28 décembre 1907, à l'Hôtel-Dieu, pour de la toux et de la dyspnée.

Rien à noter dans ses antécédents héréditaires. Il est célibataire et n'a eu aucune affection avant il y a deux ans. A cette époque, en décembre 1905, ne se plaignant depuis quelque temps que de faiblesse et de perte d'appétit, il ressentit un jour en labourant la terre un violent point de côté droit accompagné de dyspnée. Il fut soigné à ce moment pour une pleurésie. En mars 1906, devant la dyspnée intense, il fut ponctionné deux fois à quinze jours d'intervalle; d'après ses dires, on retira chaque fois un litre de liquide de couleur brune.

Il alla mieux dans la suite, put travailler par intervalle. Il toussait toujours et crachait abondamment, ayant remarqué très souvent des crachats bruns, noirâtres.

En janvier 1907, l'expectoration diminua beaucoup et le malade se plaignit de nouveau d'un point du côté droit et d'une violente dyspnée. Devant ces signes, un médecin lui fit en mars et avril 1907 cinq ponctions consécutives, à huit jours d'intervalle, chacune d'un litre environ, dit le malade, de liquide blanc presque comme du lait. Il vint ensuite à l'Hôtel-Dieu en avril 1907 et y resta trois semaines.

L'expectoration qui avait diminué pendant la période des ponctions redevint plus abondante (six crachoirs par jours).

On le vit à cette époque à la radioscopie et on fit le diagnostic de pyopneumothorax. On lui conseilla même l'opération de l'empyème qu'il refusa.

Il rentra chez lui, put travailler un peu, ayant une expectoration moins abondante.

Depuis un mois et demi avant son entrée actuelle à l'hôpital, la toux était devenue plus violente, le point de côté droit était plus marqué et la dyspnée plus vive, l'expectoration abondante.

A son entrée à l'hôpital, le malade est très amaigri, dyspnéique.

Aux poumons, on note des signes de tuberculose des deux sommets, plus marqués au sommet droit.

De plus existent tous les signes d'un épanchement de la base droite, matité, abolition des vibrations, obscurité respiratoire, souffle expiratoire, etc.

Rien à noter du côté des autres organes.

La température oscille autour de 38°.

Quelques jours après son entrée, le malade examiné à la radioscopie présente nettement un épanchement hydro-aérique de la base droite, avec une assez grande quantité de liquide.

Les signes cliniques du pneumothorax recherchés dans la suite n'existent que dans un espace limité situé dans la partie supérieure de la région axillaire droite. Là on trouve un peu de tympanisme, du souffle amphorique et du tintement métallique. Pas de succussion.

L'état général du malade s'améliore; la dyspnée et l'expectoration diminuent, et il quitte l'hôpital le 30 mars, sans que les signes physiques aient varié.

Il rentre de nouveau le 10 mai.

Il tousse peu; expectore la moitié d'un crachoir par jour d'une expectoration muco-purulente. Il n'est presque pas oppressé pendant la marche et a engraissé de 4 kilos en un mois.

La température oscille entre 37° et 38° depuis un mois.

Les signes physiques pulmonaires sont alors :

En arrière, à gauche, quelques craquements au sommet.

A droite, la sonorité est presque normale, moins marquée pourtant à la base qu'à gauche. Nulle part n'existe de tympanisme. Les vibrations sont perçues partout, mais plus faiblement à la base. Dans la moitié inférieure du poumon existe une obscurité respiratoire marquée, sans souffle, sans égophonie, sans râles. Dans la moitié supérieure la respiration s'entend un peu plus faible qu'à gauche. Au sommet existent de la submatité, une respiration soufflante, avec craquements humides.

En avant, pas de différence de sonorité entre les deux côtés. Les vibrations sont plutôt exagérées au sommet droit, où existent quelques craquements et une respiration soufflante.

Rien à gauche.

Au niveau des 5e et 6e espaces intercostaux droits, en avant, et surtout sur la ligne axillaire, en un point très limité, existe un souffle amphorique léger, lointain.

Pas de tympanisme à ce niveau, pas de tintement métallique.

Le bruit d'airain est assez net. Il n'existe pas de succussion, recherchée dans la position assise et la position couchée.

La radioscopie pratiquée à deux reprises différentes à cette époque montre un hydro ou pyopneumothorax très net de la base droite, avec d'ailleurs assez peu de liquide.

En somme, il s'agit d'un homme tuberculeux paraissant avoir un pyopneumothorax à longue évolution, puisque le diagnostic radioscopique avait déjà été fait un an auparavant. Le début de l'affection est difficile à préciser: en tout cas, l'épanchement purulent paraissait se vider par les bronches, car le malade crachait abondamment du pus; si la fistule de communication venait à se boucher plus ou moins, l'expectoration diminuait, le liquide augmentait, et la dyspnée devenait plus vive. Lors de sa dernière entrée à l'hôpital, le malade présentait cliniquement les signes d'un épanchement liquide, et ce n'est que la radioscopie qui montra la présence du pyopneumothorax de la grande plèvre droite. Ce n'est que plusieurs jours après, en recherchant très attentivement les signes physiques de l'affection, que l'on trouva dans un espace très limité du tympanisme léger, du souffle amphorique et du tintement métallique. Ces signes persistèrent plus ou moins dans la suite, mais sont restés toujours très localisés et très faibles, très lointains, situés à une limite bien supérieure à celle où l'on aurait dû les percevoir. Plusieurs examens à l'écran montrèrent la diminution, mais la persistance du pyopneumothorax de la plèvre droite; il n'y eut jamais de succussion perceptible à l'oreille, quoiqu'elle fût visible aux rayons X.

Nous venons de voir dans les observations précédentes des pyopneumothorax pris cliniquement pour des épanchements liquides simples et révélés seulement par la radioscopie, puis retrouvés plus ou moins longtemps après avec quelques-uns de leurs signes physiques ordinaires, et cela, grâce à des examens cliniques souvent très minutieux. Dans les deux observations suivantes, nous verrons comment un hydropneumothorax, facilement décelable par sa symptomatologie habituelle, devient peu à peu silencieux et ne donne plus, cliniquement, que des signes d'épanchement liquide, alors que la radioscopie montre toujours son existence et permet de le diagnostiquer.

Observation V

(Due à l'obligeance du Dr Mollard.)

François D..., 22 ans, piqueur de dessins, entre le 23 janvier 1905 à l'hôpital de la Croix-Rousse, dans le service du docteur Mollard.

Sa mère est morte asthmatique, à 52 ans. Son père est vivant, en bonne santé. Il a un frère et une sœur bien portants.

Personnellement, à 7 ou 8 ans, il eut des douleurs rhumatismales et resta cinq semaines au lit; il n'eut depuis pas d'autre attaque rhumatismale. Rougeole et scarlatine en bas âge.

Pas d'autre affection à noter. Il n'a jamais eu d'hémoptysie, pas de signe de bacillose infantile osseuse, ganglionnaire ou articulaire.

Depuis un an environ, il tousse, principalement le matin et le soir. Il a maigri très légèrement, mais dit n'avoir pas perdu ses forces, sauf ces derniers temps.

Il n'est pas éthylique. Pas de syphilis.

L'affection pour laquelle il entre à l'hôpital date de six jours. Tout à coup, au milieu d'un travail, un point douloureux violent s'installa du côté droit, le malade ne pouvant plus respirer ; la douleur s'accusa rapide et très forte et obligea le malade à cesser son travail.

Le point douloureux s'est atténué depuis le début et n'est ressenti actuellement qu'au moment des efforts de toux.

A l'entrée, le malade est très oppressé, ayant 40 respirations par minute.

La voix est enrouée, mais on n'aperçoit rien à la gorge.

A l'examen des poumons on a :

En arrière, à droite, dans toute la hauteur, sauf dans une zone de la base contre la colonne, où la percussion donne de la matité, de la sonorité exagérée avec du tympanisme surtout marqué au sommet et à la base de la région axillaire.

On a à l'auscultation une respiration amphorique, du souffle amphorique et de la succussion hippocratique. La respiration est très diminuée en une zone localisée à l'extrême base.

A gauche, on note des craquements humides dans la fosse sus-épineuse.

En avant, à droite, la sonorité est plus marquée sous la clavicule, les vibrations et la respiration sont à peu près complètement abolies.

A gauche, l'inspiration est rude et prolongée.

La toux est fréquente, l'expectoration à peu près uniquement séreuse et très aérée.

Le malade n'a pas eu de vomiques.

Au cœur : les bruits sont rapides, 144 à la minute. La pointe bat dans le 5ᵉ espace intercostal, à un demi-centimètre en dedans de la ligne mamelonnaire.

On n'entend pas de souffle.

Le pouls est régulier, mais rapide.

Il n'y a pas d'œdème ; pas de saillie des jugulaires.

Le foie est abaissé.

La rate ne donne pas de matité appréciable.

Le malade vomit parfois en toussant.

La température est de 39°3.

Les urines ne renferment ni sucre, ni albumine.

4 février. — Le souffle amphorique persiste. Les signes pulmonaires restent les mêmes.

24 février. — Aujourd'hui on perçoit :

En avant : pas de différence de sonorité entre les deux côtés.

A droite, obscurité marquée de la respiration.

A gauche, rien de particulier.

En arrière : matité à l'extrême base droite ; rien autre à noter au point de vue de la percussion.

A l'auscultation, il règne une obscurité respiratoire générale qui devient du véritable silence dans toute la partie latérale du thorax. On n'entend plus de souffle amphorique, pas de râles. On provoque difficilement le phénomène de la succussion.

A gauche, la respiration est normale, sauf dans la fosse sous-épineuse, où elle est un peu obscure avec prolongation de l'expiration ; la toux seule provoque quelques craquements fins.

28 février. — On n'entend plus la succussion hippocratique.

2 mars. — Les signes thoraciques sont sensiblement les mêmes que le 24 février, sauf que la succussion a complètement disparu.

En avant, sous la clavicule droite, il y a un peu de tympanisme avec obscurité de la respiration.

La température est tombée progressivement depuis le début de l'affection, et oscille autour de 38°.

4 mars. — Examen radioscopique. On voit très nettement un hydropneumothorax droit, avec une assez grande quantité de liquide remplissant environ les deux tiers inférieurs de la plèvre.

Un examen clinique très minutieux donne les résultats suivants :

Sous la clavicule droite on a un tympanisme un peu aigu, de l'obscurité de la respiration avec un léger souffle expiratoire.

En arrière existe une matité franche sur les parties latérales du thorax ; le long de la colonne vertébrale existe seulement de la submatité. On entend une respiration obscure jusqu'au bas de la partie postérieure du thorax, latéralement un silence à peu près complet. Dans la fosse sus-épineuse droite, souffle amphorique excessivement léger. Pas de tintement métallique, pas de bruit d'airain. Pas de succussion hippocratique malgré une recherche faite avec insistance.

Par une ponction, on retire 250 grammes de liquide citrin dans le 8e espace, sous l'angle de l'omoplate. On retire avec peine le liquide, l'écoulement s'arrête rapidement. On ne constate après la ponction aucune modification des signes physiques.

Examiné au point de vue cytologique, le liquide renferme un grand nombre de globules rouges et de lymphorytes, très nets, et un certain nombre d'autres éléments plus ou moins mal colorés, qu'il est difficile de spécifier.

16 mars. — Il existe un souffle amphorique léger dans la fosse sus-épineuse droite.

La succussion hippocratique existe du côté droit.

En avant, à droite, on a du silence respiratoire, du tympanisme et des vibrations diminuées.

La température oscille autour de 37°.

Le malade quitte volontairement l'hôpital.

OBSERVATION VI (résumée)

(Due à l'obligeance du Dr MOLLARD.)

Etienne M..., 32 ans, entre le 7 mars 1908 à l'hôpital Saint-Pothin, parce qu'il tousse.

Pas d'antécédents héréditaires.

Il tousse depuis six mois sans autre phénomène particulier. Il y a quinze jours, il ressentit un point de côté violent à gauche, en même temps qu'il se plaignait de dyspnée qui n'a pas cessé depuis.

A son entrée, le malade est oppressé : 37 respirations par minute ; se plaint du côté gauche, et tousse sans avoir une expectoration abondante.

L'examen du poumon montre :

En avant, à gauche, sonorité un peu tympanique ; grosse obscurité respiratoire avec double souffle à caractère amphorique ; vibrations thoraciques diminuées.

A droite, respiration emphysémateuse avec sibilances au sommet.

En arrière, à gauche, la sonorité est plus marquée au sommet qu'à droite, les vibrations thoraciques diminuées, ainsi que le murmure vésiculaire.

A la base gauche, voussure thoracique. Depuis la pointe dé l'omoplate, matité absolue avec abolition des vibrations et signes d'épanchement pleural. Souffle expiratoire, pectoriloquie aphone, succussion hippocratique. Disparition de l'espace de Traube.

Au cœur, le maximum des bruits est près du sternum.

Pouls : 104.

La température est de 38°2-38°6.

La radioscopie faite quelques jours après montre l'existence d'un hydropneumothorax dont le liquide occupe environ le tiers inférieur de la cavité pleurale.

25 mars. — La radioscopie montre le niveau du liquide au niveau de la clavicule.

Le souffle amphorique n'est plus perceptible depuis une dizaine de jours. Tous les signes de pneumothorax ont disparu.

Le cœur est très refoulé à droite.

On fait une ponction évacuatrice qui donne seulement 50 grammes de liquide louche.

11 avril. — L'épanchement paraît se résorber.

2 mai. — Actuellement la sonorité est revenue dans les deux tiers supérieurs du poumon en arrière et sur toute l'étendue du poumon gauche en avant. En arrière la respiration est presque pure dans les régions sonores.

11 mai. — Pas de bacilles de Koch dans les crachats.

19 mai. — La radioscopie montre que la base du côté du pneumothorax est encore un peu obscur, par suite d'adhérences probables.

Il n'y a plus de liquide, plus d'air.

Les signes physiques du pneumothorax sont absents. Le malade est considéré comme guéri.

Dans ces deux observations, on voit un hydropneumothorax se manifestant au début par une symptomatologie nette, ne donner lieu bientôt après qu'à des signes d'un épanchement liquide assez abondant de la plèvre. A ce moment, chez le premier malade, on ne constate qu'un peu de tympanisme et un léger souffle amphorique dans la région du sommet; chez le second, tous les signes de pneumothorax ont disparu. Dans les deux cas, la radioscopie montre l'existence d'un épanchement liquide abondant, remontant chez le second malade au niveau de la clavicule, et d'un épanchement gazeux susjascent. Dans la première observation, d'ailleurs, on voit que les signes du pneumothorax ont réapparu après que l'on eût fait une ponction évacuatrice de 250 grammes de liquide. Dans la seconde observation, on a assisté à la guérison de l'affection et les données cliniques ont régulièrement été contrôlées par celles de la radioscopie.

Si l'examen aux rayons X a montré dans certains cas l'existence d'un pyopneumothorax qui ne s'est révélé cliniquement que plus tard, si dans d'autres cas il a montré la persistance d'un hydropneumothorax diagnostiqué auparavant, mais étant momentanément silencieux, il faut dire que, parfois, il reste le seul moyen de reconnaître l'affection pneumothoracique. Nous en voyons une preuve dans les quatre observations suivantes où l'affection n'a donné lieu à aucun signe physique appréciable, tout au moins pendant le temps plus ou moins long où les malades ont pu être examinés.

— 44 —

Observation VII

(Due à l'obligeance du Dr Devic.)

Georges G..., 18 ans, polisseur sur métaux, entre le 17 janvier 1907, dans le service du docteur Devic.

Ses parents se portent bien, ainsi qu'un frère.

Il est célibataire. Nie la spécificité et l'éthylisme.

Il dit n'avoir eu aucune affection antérieure, pas d'adénites cervicales dans son enfance, pas de suppuration des oreilles.

Le début de l'affection actuelle remonte à quinze jours et se serait manifesté par un point de côté siégeant sur le thorax gauche. Le malade continua néanmoins à travailler, mais trois ou quatre jours plus tard il eut dans la rue un éblouissement, perdit connaissance et tomba.

Cette chute, au dire du malade, devait être rapportée à de la faiblesse générale ; il n'eut aucun mouvement convulsif à ce moment. Il dut rentrer chez lui et depuis il n'a pas quitté le lit. Chaque fois qu'il essayait de se lever, il éprouvait des éblouissements.

Il a eu tous les jours précédents de la gêne respiratoire. Il a accusé également des frissons répétés, mais assez peu intenses, sans claquement des dents ni tremblement, une toux assez fréquente accompagnée d'une expectoration assez abondante.

A son entrée à l'hôpital, le malade présente un assez bon état général. Il n'a pas de dyspnée bien accusée ; il reste facilement dans le décubitus dorsal, et les réponses aux questions qu'on lui pose ne paraissent pas le fatiguer.

Il n'a pas de cyanose. 32 respirations par minute.

Aux poumons, en arrière, à gauche, à la percussion, la fosse sus-épineuse seule est sonore ; au-dessous existe une matité de bois.

A la palpation, les vibrations sont abolies de la base à l'angle inférieur de l'omoplate. Sensation très nette de flot.

A l'auscultation, la respiration s'entend au sommet, mais très obscure. Au-dessous de l'angle inférieur de l'omoplate, on a un souffle expiratoire assez voilé, mais net.

Égophonie et pectoriloquie aphone.

En aucun endroit on ne perçoit de râles.

A droite, existe une respiration complémentaire. En outre, on perçoit au sommet quelques râles assez discrets, ne paraissant pas en foyer.

En avant, à gauche, sous la clavicule, la sonorité paraît d'un timbre plus élevé que du côté droit. On n'a de la matité dans le décubitus dorsal aussi bien que dans la position assise qu'à partir de la 4ᵉ côte.

L'espace de Traube est mat.

A l'auscultation, la respiration s'entend bien sous la clavicule, mais plus obscure qu'à droite. A partir de la ligne mamelonnaire on a du souffle expiratoire, avec quelques râles fins.

A droite, rien à signaler.

Au cœur : la pointe n'est pas perçue à la palpation. Le maximum des bruits paraît être au niveau des 4ᵉ et 5ᵉ espaces intercostaux droits le long du bord droit du sternum, perceptibles jusqu'au niveau du mamelon. Ils sont réguliers, sans souffle.

Le pouls est régulier, bien frappé, à 120.

L'abdomen ne présente rien à noter de particulier.

Le foie n'est pas perceptible.

Il n'y a pas de diarrhée.

La langue est très légèrement saburrale, humide.

Pas de troubles de la vue.

La température est de 40°2.

Les urines ne renferment ni sucre, ni albumine.

19 janvier. — Sous la clavicule gauche, les vibrations sont conservées, à peu près aussi marquées qu'à droite.

On fait au malade une ponction de 700 grammes de liquide citrin, clair.

L'examen cytologique ne montre pas la présence de lymphocytes.

22 janvier. — L'obscurité respiratoire est encore presque totale dans tout le poumon gauche.

Egophonie très marquée.

Pointe du cœur dans les 3° et 4° espaces gauches.

29 janvier. — Les signes d'épanchement persistent dans la totalité du poumon gauche.

A droite, dans la fosse sus-épineuse, on perçoit quelques craquements humides.

La température est descendue progressivement et oscille autour de 38°5.

7 février. — Le maximum des bruits cardiaques est toujours sur le bord droit du sternum.

Le côté gauche est devenu légèrement sonore et l'on perçoit quelques vibrations.

A l'auscultation, l'obscurité respiratoire persiste.

16 février. — Bien que l'on ait de très légères vibrations et que la matité ait diminué, le silence respiratoire est encore presque complet.

En avant les signes sont les mêmes.

On voit battre la pointe du cœur dans le 4° espace, à un travers de doigt du bord gauche du sternum.

Le malade est apyrétique. Les urines sont normales.

22 février. — On commence à entendre la respiration à gauche, sauf à l'extrême base.

5 mars. — Dans toute la hauteur du poumon gauche existe une obscurité toujours très marquée, contrastant avec ce fait que la matité n'est pas absolument complète et que l'on a quelques vibrations.

7 mars. — La matité persiste encore partout, sauf en une région limitée commençant au-dessous de l'angle inférieur de l'omoplate; à ce niveau, les vibrations reparaissent un peu, tandis qu'elles sont absentes au-dessus et à l'extrême base.

Il n'y a ni succussion, ni bruit d'airain, ni souffle, ni

égophonie. Il y a seulement un peu de pectoriloquie aphone.

Cependant le malade vu à la radioscopie présente un pneumothorax très net de la base gauche avec un très petit épanchement.

Le cœur, petit, vertical, est revenu à peu près à sa place normale.

11 mars. — Pouls : 100. Respirations : 26.

Pas de cyanose des lèvres, ni des extrémités.

On ne perçoit rien de nouveau à l'auscultation du poumon.

21 mars. — Depuis deux jours la température est remontée entre 38° et 39°.

A l'auscultation, le sommet droit semble un peu plus obscur.

A gauche, la respiration commence à s'entendre à la base et beaucoup moins au sommet.

Le malade quitte volontairement l'hôpital quelques jours plus tard sans présenter de nouveau phénomène particulier.

En somme, il s'agit d'un malade atteint de pleurésie gauche, chez qui, au bout de quelque temps, alors que l'épanchement avait diminué, la radioscopie fait découvrir un hydropneumothorax contenant d'ailleurs peu de liquide; l'évolution en resta tout à fait silencieuse durant les quatorze jours qu'on put encore examiner le malade, et l'affection serait restée ignorée si l'examen à l'écran n'eût été pratiqué.

OBSERVATION VIII

(Destot. *Soc. nat. de méd. de Lyon*, 20 février 1905.)

Homme de 36 ans, menuisier, sans antécédents personnels ou héréditaires.

Il y a vingt mois, cet homme fut pris brusquement d'une

affection thoracique avec fièvre, crachements de sang et symptômes généraux. Cette maladie l'amena à un degré d'hecticité telle qu'on la qualifia de tuberculose pulmonaire.

Au bout de quatre mois, le malade avait maigri de 20 kilos, mais en trois mois il se rétablit et reprit de 23 kilos.

Malgré son état florissant apparent il conserva un essoufflement tel qu'il lui était difficile de monter un escalier ou de faire quelque effort.

Il y a quatre mois, nouvelle maladie avec température, symptômes généraux, toux et crachats. Il vit plusieurs médecins qui affirmèrent la tuberculose.

Un médecin pensa à une pleurésie interlobaire et adressa le malade au docteur Destot pour le faire radiographier.

A l'écran, on voit très nettement un pyopneumothorax limité et partiel, au niveau du téton gauche et en avant. Il existe une sorte d'arche sombre sous laquelle on voit trop clair, et sous-tendant cette arche, un niveau horizontal de liquide qui se déplace et ondule sous le choc.

En arrière, la vision ne montre qu'un point plus clair que normalement. Toute la base du thorax est obscure. On voit la succussion très nettement.

Depuis quelques jours, le malade crache du pus en abondance et par des sortes de vomiques tous les trois jours.

Ce malade examiné très longuement, très scrupuleusement, n'a aucun signe d'auscultation ni de percussion permettant de conclure à un pyopneumothorax, que la radioscopie montre d'une façon indiscutable.

Fait remarquable, le liquide est à bascule, c'est-à-dire que le niveau horizontal monte dans l'inspiration et descend dans l'expiration.

OBSERVATION IX

(Dr BARJON. *Soc. nat. de méd. de Lyon*, 19 déc. 1904.)

Il s'agissait d'un malade paraissant présenter des adhérences pleurales et en raison de quelques troubles cardiaques je me demandais s'il n'aurait pas de plus un peu de symphyse du péricarde. Je pratiquai l'examen radioscopique et quel ne fut pas mon étonnement de constater sur l'écran l'existence d'un magnifique pneumothorax enkysté et limité du poumon gauche. Je repérai soigneusement la lésion sur le thorax avec un crayon dermographique, et le malade revenu dans son lit, je l'examinai soigneusement. Il me fut impossible, soit à la percussion, soit à la palpation, soit à l'auscultation de relever le moindre symptôme, en sorte qu'il était impossible, sans le secours de la radioscopie, de soupçonner l'existence de ce pneumothorax.

Je suivis ce malade et peu à peu j'assistai à la guérison spontanée de cette lésion. La cavité se rétrécit peu à peu progressivement et au bout de trois semaines il n'y en avait plus trace.

Observation X

(Béclère et Hist. *Soc. méd. des hôp. de Paris*, 11 mai 1906.)

Présentent un cas observé à l'hôpital Saint-Antoine.

Il s'agit d'un homme porteur d'un épanchement hydro-aérique limité à la plèvre droite, décelé par l'examen radioscopique ; on voit une opacité à limite horizontale surmontée d'une zone claire qui vient s'intercaler entre la paroi thoracique et la paroi externe du poumon. Cette limite horizontale reste horizontale quelle que soit la position donnée au malade, ce qui est la caractéristique des épanchements hydro-aériques et de ces épanchements seulement. On n'a pu constater de bruit de flot chez ce malade, ni dans la position assise, ni dans la position couchée. On n'a pu obtenir non plus le bruit d'airain. Il semble donc que certains épanchements hydro-aériques ne puissent être révélés que par l'examen radioscopique.

On obtenait chez ce malade le phénomène de la succussion visible, c'est-à-dire qu'en ébranlant le thorax on constatait la formation d'ondes au niveau de la limite de la zone opaque. Mais ces ondes étaient bien moins étendues qu'elles ne sont dans les grands épanchements hydro-aériques, et ceci explique peut-être qu'elles fussent imperceptibles à l'oreille.

Dans ces trois dernières observations, on s'est trouvé en présence de pneumothorax ou de pyopneumothorax, d'ailleurs enkystés, que révéla seule la radioscopie, comme cela a déjà été noté dans l'observation VII. Dans l'observation de Destot, on avait pensé à une pleurésie interlobaire; dans celles de Barjon, de Béclère et Rist, aucun diagnostic ferme n'avait été porté auparavant. L'examen à l'écran montra seul à quelle affection on avait affaire; tout autre signe physique faisait défaut.

OBSERVATION XI

(*In* thèse de GÉRARD.)

(HÉRARD. *Soc. méd. des hôpit.*, Paris, 1851.)

Un homme, âgé de 58 ans, jouissant habituellement d'une bonne santé, est entré le 12 août 1851 à l'hôpital de la Pitié, se plaignant d'un point de côté à gauche. Il était sans fièvre, la percussion donnait un son clair, l'auscultation faisait connaître le murmure vésiculaire normal.

On diagnostique une pleurodynie.

Tout semblait terminé, quand, le 21, la douleur de côté se montra de nouveau, accompagnée cette fois de fièvre, oppression, abattement général, toux, râles sous-crépitants en arrière, à droite, matité à la base du même côté, crachats visqueux, colorés en jaune.

Diagnostic : broncho-pneumonie avec pleurésie.

Le lendemain les accidents s'aggravent, la fièvre persiste,

la dyspnée est plus forte, les râles plus abondants, la matité inférieure plus prononcée.

Les 24 et 25, les râles ont presque entièrement disparu et ont fait place à du souffle tubaire circonscrit vers l'épine de l'omoplate. La matité occupe le tiers inférieur du thorax et, dans ces points, le murmure vésiculaire est nul.

Egophonie, crachats visqueux, mais non colorés.

Le 26, la dyspnée est considérable. Le malade est assis dans son lit, la face et les joues sont bleuâtres.

Les phénomènes stéthoscopiques sont les mêmes.

A la percussion, je constate de la matité dans les trois quarts inférieurs de la poitrine, et dans le quart supérieur une sonorité tympanique exagérée, avec élasticité tout à fait remarquable au doigt.

Je soupçonne un dégagement de gaz déterminé par l'épanchement pleurétique. Pendant quatre jours cette sonorité persiste et est évidente pour tous ceux qui examinent le malade.

A l'auscultation, malgré une attention soutenue, nous n'observons, du côté du poumon, aucun phénomène particulier; toutefois, nous devons dire qu'un jour nous avons cru entendre, en avant, un peu de tintement métallique.

Mort le 31. — Autopsie : nous ouvrons la poitrine avec les précautions exigées pour la recherche des gaz contenus dans la cavité thoracique. La perforation sous l'eau du deuxième espace intercostal donne issue à une assez grande quantité de gaz fétide. Après quoi nous constatons que la cavité de la plèvre droite était remplie par un liquide séro-purulent très fétide. Le poumon était refoulé en dedans et en arrière, revêtu par une épaisse couche de fausses membranes récentes. Il était revenu sur lui-même, et ne contenait ni tubercules, ni pneumonie suppurée, ni aucune des causes matérielles ordinaires du pyopneumothorax.

Par l'insufflation, par l'examen direct le plus minutieux, nous ne pûmes découvrir aucune ulcération, aucun pertuis à la surface.

Le poumon gauche était légèrement engoué à sa partie postérieure.

Les autres organes étaient sains, à l'exception du péricarde, qui contenait des fausses membranes molles sans épanchement de liquide.

OBSERVATION XII (de Mohr) (résumée)

(In thèse de GÉBRAK.)

K... G..., 20 ans, tailleur, maladif depuis son enfance, est atteint depuis deux ans, surtout pendant l'hiver, de catarrhe. Il y a trois semaines, un refroidissement a provoqué une augmentation du catarrhe, accompagnée d'oscillations fébriles et de douleurs lancinantes aux extrémités.

Le malade perdit rapidement ses forces ; les crachats deviennent abondants ; il survient de l'anorexie et de la diarrhée.

Etat actuel. — Œdème sous-cutané, pâleur de la face, respiration fréquente, toux avec expectoration d'une masse muqueuse assez épaisse, jaune verdâtre, confluente, un peu fétide.

Enduit blanchâtre de la langue ; météorisme modéré ; fièvre peu élevée ; urines peu abondantes, fortement colorées.

Douleurs frontales, vertiges et sensation d'oppression thoracique ; douleurs errantes et lancinantes des membres.

Signes physiques. — La percussion ne révèle rien d'anormal. La respiration est vésiculaire, rude, peu nette par place, accompagnée dans toute l'étendue de la cavité thoracique de râles secs ; en arrière et en bas, râles muqueux.

Quelques jours après la fièvre s'alluma.

Il survint des douleurs dans la partie droite du thorax, et trois jours plus tard on a perçu des signes d'un épanchement abondant, occupant les parties postérieure et latérale de la cavité thoracique droite (matité absolue, respiration bronchique, et amphorique vers la base du poumon).

Les autres phénomènes persistèrent. Plus tard, œdème des membres inférieurs, tuméfaction de la face, perte des forces.

Deux jours avant la mort le malade est pris de dyspnée et d'angoisse extrême. La face est livide. Mort en collapsus.

Autopsie. — Quarante et une heures après la mort.

Le thorax est modérément convexe. La convexité est plus accusée à droite. Léger œdème des extrémités inférieures.

A l'ouverture de la moitié droite de la cage thoracique, un liquide gazeux s'échappe pendant quelques secondes en produisant un bruit de sifflement. Le poumon droit, en avant, était adhérent par places au diaphragme et à la paroi thoracique; adhérence également en arrière, mais moindre. Dans les autres parties, le poumon est refoulé en haut. Les parois thoraciques, la surface du poumon et le médastin étaient tapissés de pseudo-membranes.

La partie postérieure de la cavité thoracique était remplie d'un liquide trouble, jaune verdâtre, puriforme. La surface du poumon, en contact avec l'épanchement présente une solution de continuité, de la grosseur d'un pois, arrondie, à bords flasques, conduisant dans une cavité de la grosseur d'une cerise communiquant avec les bronches. On note dans le poumon d'autres cavités semblables.

Pas de trace de tubercules, ni d'hépatisation.

La grosse bronche a une muqueuse rouge foncé, épaissie.

Les bronches de troisième ordre sont très dilatées et se terminent en culs-de-sac de la grosseur d'un pois ou d'un noyau de cerise.

Le poumon gauche est libre, emphysémateux.

On ne note rien de bien particulier du côté des autres organes.

Dans les deux observations précédentes, on voit que le pyopneumothorax n'a été reconnu qu'à l'autopsie.

Dans les deux cas, il avait été pris pour un épanchement liquide simple. Cependant, dans le premier cas, on avait pensé au pneumothorax, par suite d'un tympanisme exagéré constaté pendant plusieurs jours de suite; mais ce n'est qu'à l'autopsie que l'on put en avoir la vérification. Ces deux observations sont d'ailleurs intéressantes en ce que dans la première on ne put trouver la cause du pneumothorax et la perforation pulmonaire n'existait plus, dans la seconde, le pneumothorax était dû à la rupture d'une bronche dilatée.

En parcourant les observations précédentes, nous avons vu que la preuve de l'existence du pneumothorax avait été donnée par l'examen aux rayons X ou par l'autopsie. Dans celles qui vont suivre, ces deux moyens de contrôle font défaut. Elles sont, pour la plupart, dues à Sabourin, qui a bien noté la période silencieuse par laquelle passent certains pneumothorax. Nous publierons d'abord cinq observations dans lesquelles le pneumothorax, soupçonné ou non, se révéla au bout de quelques jours par des signes cliniques évidents, qui imposèrent le diagnostic. Dans les quatre dernières observations, enfin, nous montrerons des pneumothorax qui ne se sont révélés que plusieurs jours après leur début probable, et qui encore ne se sont manifestés que par des signes très légers.

Observation XIII

(WOILLEZ. *Traité des maladies aiguës des organes respiratoires.*)

Je donnais des soins à un malade tuberculeux chez lequel il n'y avait d'abord aucun signe qui révélât une per-

- 55 -

foration pulmonaire ou un pneumothorax, lorsqu'un jour, pendant que je l'auscultais du côté droit, un mouvement de déglutition dans l'œsophage retentit sous mon oreille en tintement métallique bien distinct. Ayant fait boire le malade, le même phénomène se reproduisit sans qu'il y ait eu aucune autre consonance amphoro-métallique en ce moment.

Ce ne fut que les jours suivants qu'apparurent les signes caractéristiques : son tympanique du côté droit affecté du haut en bas en avant; respiration amphorique avec timbre argentin; tintement métallique bien net, et, enfin, bruit de succussion.

Le claquement costo-hépatique recherché par moi avec soin faisait défaut.

Quelques jours après, tous les signes avaient disparu momentanément, puis étaient revenus pour ne plus cesser ensuite.

Le tintement métallique entendu un jour par hasard à l'auscultation du malade, reste pendant plusieurs jours le seul signe de pneumothorax. Ce n'est que plus tard qu'apparaissent les autres signes.

OBSERVATION XIV (résumée)

(*In* thèse AUDET.)

Léonie D..., 19 ans, entrée le 13 mai 1907 à l'hôpital de la Tronche, dans le service de M. le docteur Traversier.

Tousse depuis le mois d'avril 1907.

Aucun antécédent familial. Grossesse terminée en décembre 1906.

Au début de mai 1907, présentait des craquements dans la fosse sus-épineuse droite.

Infiltration du poumon gauche prédominant dans le lobe inférieur.

17 mai 1907. — A été prise le 16 au matin d'accidents subits, caractérisés par un point de côté déchirant à gauche.

Dyspnée avec battements des ailes du nez, avec pâleur excessive.

Température : 41°.

Pouls : 140

L'ensemble de ces symptômes fait penser au pneumothorax dont la cause occasionnelle aurait été des efforts de vomissements.

Aujourd'hui, la respiration se fait plus profondément.

La percussion donne de la sonorité dans toute la hauteur du poumon gauche, en avant et en arrière. Cette sonorité n'est pas tympanique.

Vibrations thoraciques très diminuées.

Pas de souffle amphorique.

Pas de bruit d'airain. Pas de tintement métallique.

La toux perçue dans toute la hauteur du poumon gauche en arrière a un caractère qui rappelle le souffle amphorique.

18 mai. — Au niveau de l'omoplate gauche, on constate un souffle à timbre tubaire.

23 mai. — A la base gauche, matité sur une hauteur de trois travers de doigt et abolition des vibrations. Pas de souffle. Pas de succussion hippocratique.

Etat général meilleur.

Respirations : 39.

Pouls : 102.

30 mai. — La matité se retrouve toujours à la base du poumon gauche, mais moins étendue.

Les signes du pneumothorax qui faisaient défaut il y a quelques jours, sont au complet actuellement. Souffle amphorique, mais peu net, lointain et voilé.

Succussion hippocratique très nette.

Tintement métallique. Bruit d'airain.

17 juin. — Persistance des mêmes signes.

28 juin. — Souffle amphorique de la base gauche toujours net. L'épanchement liquide n'a pas augmenté.

14 juillet. — La malade a eu un point de côté violent à droite, survenant brusquement et gênant la respiration. On ne trouve à l'auscultation que de la respiration puérile supplémentaire dans toute la hauteur du poumon droit. La sonorité y est exagérée.

Au sommet droit, en arrière, expiration prolongée et foyer de râles fins et secs. Deux points douloureux, l'un au-dessous des fausses-côtes droites, l'autre entre les deux chefs du sterno-cléido-mastoïdien.

Pleurésie diaphragmatique probable.

23 juillet. — Le niveau supérieur du liquide s'élève davantage; il atteint l'horizontale menée par l'angle inférieur de l'omoplate.

Le maximum du bruit de succussion hippocratique se produit à hauteur de cette horizontale.

Température oscille entre 37° et 38°.

13 septembre. — Le liquide a diminué; matité sur une hauteur de trois travers de doigt.

18 septembre. — Depuis une dizaine de jours on n'entend plus le souffle amphorique.

Le tintement métallique et la succussion hippocratique ne sont plus perçus.

Au sommet droit, craquements fins, et frottements à la base.

26 septembre. — Matité dans les deux tiers inférieurs du poumon gauche en arrière.

Abolition des vibrations.

Ni tintement métallique, ni succussion hippocratique.

Le souffle amphorique persiste peu net, et perceptible surtout à l'inspiration qui suit la toux.

Ponction exploratrice ramène un liquide séro-purulent.

État général stationnaire.

2 novembre. — L'épanchement est évalué à 1 litre 500.

Pas de souffle amphorique, pas de succussion hippocratique, pas de tintement métallique.

La température oscille autour de 38°,

Il s'agit, en somme, d'une tuberculeuse qui est prise
un jour d'accidents aigus, point de côté gauche et dyspnée, qui font de suite songer au pneumothorax. Or,
l'examen de l'appareil respiratoire montre seulement de
la sonorité du côté gauche, mais non tympanique, et de
la diminution des vibrations.

Sept jours après le début apparaissent des signes
d'épanchement liquide dans la plèvre gauche sans autre
phénomène particulier. Ce n'est que sept jours plus tard,
c'est-à-dire quatorze jours après le début des signes
fonctionnels, que l'on perçoit un souffle amphorique,
du tintement métallique, du bruit d'airain, et la succussion hippocratique. Quatre mois plus tard, il ne persiste
plus que des signes d'épanchement liquide et les symptômes du pneumothorax ont disparu.

OBSERVATION XV

(SABOURIN. *Arch. gén. de méd.*, oct. 1906.)

Jeune homme, sans antécédents héréditaires, est pris
quelques mois auparavant d'une pleurésie sèche droite, de
peu de durée, marquée surtout par un point de côté intense.
A la suite, le sommet droit se montre comme nettement
atteint de tuberculose.

Le malade vient au sanatorium de Durtol dans l'état suivant : apyrexie, pas d'appétit.

Le sommet gauche paraît intègre.

Le sommet droit présente des craquements et des râles
plus intenses en avant sur le bord du sternum et dans l'an-

gle sterno-claviculaire, et en arrière sur la partie externe du sommet. Point de signe de pleuro-pneumonie du sommet, quelques crachats muco-purulents.

Pas de trace de l'attaque pleurétique antérieure ; cependant, quelques frottements sous-pleuraux dans les parties moyenne et inférieure du poumon.

Sous l'influence du traitement, amélioration notable. Les bruits anormaux à l'auscultation sont concentrés sur la face interne du sommet, en avant et en arrière.

Un matin, après une nuit excellente, le malade se réveille à 7 heures avec un point de côté antéro-latéral vers la 6ᵉ côte droite.

Température : 36°8.

La douleur augmente, la température s'élève, et deux à trois vomissements se produisent.

Le malade se plaint, en avant dans l'angle sterno-claviculaire, à la hauteur du second espace ; latéralement, vers la 6ᵉ côte, en arrière et en bas sur la région rénale droite.

L'examen de la poitrine, l'auscultation la plus consciencieuse n'arrivent pas à faire découvrir un phénomène nouveau sinon une diminution dans l'ampleur respiratoire habituelle du côté droit.

Le malade vomit dans la journée.

Le soir, température : 39°5.

Le second jour, 39°4 le matin ; rien à l'auscultation ; on pense à une pneumonie nécrosante profonde au voisinage du hile.

Vomissements persistent.

Température, soir : 39°6.

Le troisième jour, au matin : 38°4.

Les vomissements cessent.

Dyspnée légère.

Rien à l'auscultation.

Quatrième et cinquième jours identiques.

Le soir, accès de tachycardie, et l'on constate pour la première fois au sommet droit une respiration caverneuse amphorique très lointaine. Son maximum d'intensité est à la fois en arrière, tout en dedans et au-dessous de l'épine de l'omoplate, et en avant dans le triangle sterno-claviculaire.

Aucun autre signe.

Les points de côté antérieur et latéral persistent ; la douleur lombaire a disparu.

Température : 38°-39°.

Le septième jour, matin : 38°.

La dyspnée est plus vive.

L'amphorisme s'étend sur une plus grande surface.

Les huitième et neuvième jours, l'amphorisme augmente, descendant plus bas sur le sternum et vers le mamelon, et se limitant nettement à son maximum postérieur sur le trajet de la grande scissure en contournant la région axillaire.

Jusqu'alors, à part l'amphorisme lointain, toute la surface du poumon droit donnait du murmure respiratoire, une résonance plutôt atténuée comme antérieurement, et les vibrations thoraciques ne s'étaient pas modifiées.

Le dixième jour, succussion hippocratique, lointaine en arrière, métallique dans la région sterno-claviculaire.

Les jours suivants, dyspnée modérée, amphorisme et succussion se concentrant de plus en plus en avant, restant sourds, lointains en arrière comme vers l'aisselle.

Pendant quinze jours, la température oscille autour de 39°.

Le pneumothorax continue à s'accroître. L'état général baisse.

Le trentième jour, apparition d'une légère rougeur sur le 6e espace intercostal droit, un peu en avant de la ligne axillaire.

Cinq jours après, l'inflammation locale est plus intense, œdémateuse, on fait une incision et il s'écoule 300 grammes de liquide louche.

A l'auscultation, dans la suite, l'amphorisme n'existe plus

qu'en avant vers le sternum ; la succussion ne s'y entend plus
que par intermittences et dans la position horizontale du
malade ; le murmure respiratoire s'entend plus nettement
dans tout le poumon droit.

Dans la matinée qui suit, le malade éprouve la sensation
d'une poche qui se viderait en plusieurs fois quand il se
tourne sur le côté droit ; il lui semble que la poche est entre
le mamelon et le sternum.

Six jours après l'opération, ablation des drains.

Un examen approfondi montre que la poche hydropneu-
mothoracique n'existe plus qu'en avant vers le sternum, et
que la cavité interlobaire est réduite à un simple trajet an-
fractueux qui met en communication la loge ci-dessus avec
la fistule extérieure.

L'état général s'altéra dans la suite, la fièvre oscillant
entre 38°-39°, et le lobe supérieur donnant des signes de
tuberculose.

La mort survint deux mois plus tard.

Nous voyons dans cette observation un jeune homme
tuberculeux du sommet droit pris brusquement un jour
d'un point de côté, au niveau de la sixième côte droite ;
la dyspnée est légère ; la température monte bientôt ;
cependant, à ce moment, on ne trouve rien d'anormal à
l'auscultation pulmonaire et l'on pense à une pneumonie
profonde. Il en est ainsi pendant cinq jours, et ce n'est
que le cinquième soir que l'on perçoit une respiration
amphorique dans la région du sommet. Cet amphorisme
augmente les jours suivants, demeurant net en arrière
sur le trajet de la grande scissure.

Le dixième jour apparaît la succussion, et le trentième
jour survient un empyème de nécessité au niveau du
sixième espace intercostal droit. Il s'agit donc d'un pneu-

mothorax qui, pendant cinq jours, ne s'est manifesté que par des signes fonctionnels : douleur et dyspnée, d'ailleurs peu vives.

OBSERVATION XVI

(SABOURIN, *Revue de méd.*, fév. 1908.)

Jeune homme atteint de tuberculose active du sommet gauche.

Peu de lésions disséminées, mais foyer ulcéreux situé en profondeur, sans signes cavitaires, et que tout fait supposer être localisé au bas de la face interne du lobe supérieur, vers la racine vertébrale de la scissure.

Fièvre permanente modérée, à 37°-38°.

Il gardait le lit sans autre motif que sa température vespérale, lorsqu'un soir, à 11 heures, il est pris d'un violent point de côté vers l'angle inférieur de l'omoplate gauche, avec une dyspnée intense, mais non inquiétante.

On l'ausculte minutieusement avec l'idée préconçue de la perforation du poumon, sans rien découvrir d'anormal.

La dyspnée se calme un peu dans la nuit. Mais dès le matin, il s'y joint de la dysphagie et une certaine gêne à la base du cou à gauche.

Rien encore à l'auscultation.

Le thermomètre se tient à 37°5-38°9 pendant quarante-huit heures, et ensuite à 38°5-39°6 le troisième jour.

A part la toux déchirante, la dyspnée, la dysphagie et la douleur de l'épaule et de la base du cou, il n'existe pendans tout ce temps aucun signe local de pneumothorax.

Le soir du troisième jour seulement, on perçoit en arrière entre l'omoplate et la colonne vertébrale un vague souffle amphorique lointain, limité, à peine influencé par la toux. Pendant les deux jours suivants, l'auscultation biquotidienne permet de retrouver ce symptôme seulement deux fois sur quatre.

Le sixième jour l'amphorisme devient plus manifeste et permanent, s'étend dans tout le sommet en arrière, devient plus fort encore en descendant derrière l'omoplate, et on peut le percevoir en avant, au-dessus du mamelon.

Le septième jour, l'amphorométallisme s'étend rapidement et refoule bientôt le cœur sous le sternum.

Le thermomètre baisse graduellement jusqu'à 36°6-37°6 pour ne se relever que le vingt-quatrième jour à l'apparition de l'hydrothorax et bientôt de la succussion.

La dysphagie et la douleur claviculaire avaient cessé dès que l'amphorisme était devenu permanent.

Il s'agit donc d'un jeune homme atteint de tuberculose du sommet gauche, qui est pris brusquement d'un point de côté, au niveau de l'angle inférieur de l'omoplate gauche et de dyspnée intense. On pense de suite au pneumothorax, mais l'examen clinique ne permet de reconnaître aucun signe de l'affection. Il en est ainsi pendant trois jours, pendant lesquels n'existent que des signes de compression : douleur, dyspnée, dysphagie. Le soir du troisième jour seulement apparaît un souffle amphorique lointain, qui devient plus manifeste et permanent dans la suite. Le vingt-quatrième jour survient de l'hydrothorax et l'on a de la succussion. En somme, le pneumothorax est resté trois jours silencieux, et ne s'est manifesté pendant plusieurs jours ensuite que par un souffle amphorique.

Observation XVII

(Sabourin. *Revue de méd.*, fév. 1908.)

Homme de 40 ans, présentant une infiltration tuberculeuse du lobe supérieur gauche avec un petit foyer de ramollissement tout en profondeur sur la face interne de ce lobe.

En état de santé très satisfaisant depuis longtemps, il se réveille au milieu de la nuit avec un point de côté modéré à gauche, sans localisation bien précise, avec une douleur de courbature dans l'épaule et la base du cou, remontant vers l'oreille, comme un torticolis, suivant l'expression du malade.

Quelques instants plus tard, il a 39°4 et est pris de vomissements bilieux qui se répètent plusieurs fois dans la nuit.

La déglutition est très pénible et chaque renvoi gazeux réveille la douleur derrière le sternum.

La dyspnée est modérée, plutôt émotive. Sommeil court de temps en temps. Pas plus de toux qu'à l'ordinaire, mais elle exaspère la douleur de l'épaule et du cou.

Le matin, 40°. Dyspnée toujours modérée. Souffrance plus accentuée derrière l'épaule, vers la colonne vertébrale, et en avant dans l'angle sterno-claviculaire. Les vomissements bilieux continuent. Rien à l'auscultation que les signes habituels du sommet.

Le soir, 40°2. Nuit assez calme.

Le second jour de l'accident, au matin, les vomissements ont cessé, les douleurs locales sont moins intenses. Le phénomène nouveau est que la région sus-mammaire gauche, plutôt mate antérieurement, semble mieux résonner à la percussion; pas d'autre signe.

Le soir, 38°8. On entend pour la première fois un vague amphorisme très limité, non exagéré par la toux, en arrière à l'origine vertébrale de la scissure.

La dysphagie persiste, les renvois gazeux sont toujours douloureux.

Le matin du troisième jour, 38°4. La résonance s'est accrue dans la région sus-mammaire gauche, et bientôt est plus forte qu'à droite.

La respiration y est très atténuée, et l'amphoro-métallisme bref, encore profond, s'y entend aussi bien qu'en arrière, vers le sillon scapulo-vertébral.

Tous ces symptômes s'accroissent rapidement, le pneumothorax s'étend, et en même temps disparaissent à peu près la dysphagie et les douleurs. En revanche la dyspnée devient le symptôme prédominant.

Le sixième jour, la succussion apparait.

Pendant deux jours le pneumothorax est resté silencieux, et ce n'est que le second jour au soir que l'on a eu une résonnance exagérée dans la région sus-mammaire gauche et un souffle amphorique limité en arrière à l'origine vertébrale de la scissure interlobaire. Ces signes s'accentuèrent dans la suite et la succussion apparut le sixième jour.

Dans les quatre observations suivantes, dues à Sabourin, nous verrons que le pneumothorax ne donna dans les deux premières, que des signes légers et dans les deux dernières se manifesta à peine, quoiqu'il semble véritablement avoir existé.

OBSERVATION XVIII

(SABOURIN. *Revue de méd.*, fév. 1908.)

Un jeune homme, porteur d'une tuberculose disséminée du sommet droit, aurait fait quelques mois auparavant une attaque de pleurésie sèche à la partie moyenne du poumon. Mis à la cure du sanatorium, il s'était amélioré très rapidement, et l'on escomptait sa guérison prochaine, quand, un matin, il se réveille avec un point de côté à la sixième côte droite en avant.

Pendant cinq jours, des douleurs violentes se montrent

dans l'angle sterno-claviculaire et la région rénale droite avec vomissements, crise de tachycardie, fièvre, etc.

Malgré tous les examens répétés et approfondis on ne découvre aucune trace de phénomène pneumothoracique.

Le matin du sixième jour seulement, l'amphorisme se décèle léger, profond, en arrière et en haut, puis superficiel en avant dans l'angle sterno-claviculaire. Puis il s'entend un peu partout avec son maximum antéro-supérieur et devient franchement interlobaire cloisonné à loges communicantes.

Les symptômes douloureux et ceux de compression avaient disparu.

Pendant cinq jours, l'affection est restée silencieuse, ne se manifestant que par des signes de compression : douleur, dyspnée, tachycardie, etc. Le sixième jour seulement apparaît un amphorisme léger, qui devient net dans la suite et reste le seul signe perceptible du pneumothorax.

OBSERVATION XIX

(SABOURIN. *Revue de méd.*, fév. 1908.)

Jeune homme porteur d'une tuberculose des deux sommets, bénigne à droite, plus étendue à gauche. Mais la lésion grave est une pneumonie nécrosante du lobe supérieur gauche au lieu d'élection sur l'origine vertébrale de la scissure.

Encore fébrile, 37°4 à 38°4, il est pris un matin au réveil d'un violent point de côté vers l'extrémité antérieure de la sixième côte gauche.

Avec les signes fonctionnels habituels, il présente tout le tableau clinique de la perforation pulmonaire, bien que l'examen le plus minutieux ne fasse rien découvrir qu'une faiblesse respiratoire due à la douleur.

Le soir, 40°4.

Pendant cinq jours l'accoutumance s'établit, le thermomètre descend à 38°, 39°.

A aucun moment, malgré plusieurs examens journaliers, on n'arrive à découvrir la moindre trace d'amphorisme.

Le sixième jour seulement on perçoit une vague notion d'amphorisme entre le rachis et l'omoplate sur la ligne scissurale.

Les deux jours suivants, on le retrouve à un examen, pas à un autre, et l'amphoro-métallisme n'est constitué en permanence que le neuvième jour.

L'histoire ultérieure du malade comporte un pneumothorax scissural partiel, bien enkysté, mais finissant par envahir tout l'interlobe.

L'affection est restée cinq jours silencieuse. Le sixième jour seulement on a une vague notion d'amphorisme qui devient plus nette dans la suite et reste le seul signe perceptible de pneumothorax.

Observation XX

(Sabourin. *Revue de méd.*, fév. 1908.)

Un jeune homme, depuis longtemps tuberculeux, vient au sanatorium au quinzième jour d'une crise aiguë, fébrile, à début subit par un point de côté violent, avec angoisse plus ou moins permanente.

Après quelques jours de lit, ne se sentant guère mieux, il s'était mis en route sur l'indication d'un malade guéri antérieurement.

A son arrivée, il ne se tenait plus debout, cyanosé, dyspnéique, en orthopnée dès qu'il faisait un mouvement.

Température : 39°.

Mis au lit, après une nuit de repos relatif, on constatait que le poumon gauche n'offrait rien de particulier.

Du côté droit on constatait l'infiltration tuberculeuse du lobe supérieur.

Le reste du poumon avait une résonance plutôt exagérée, une respiration très atténuée, mais sans aucun bruit anormal.

Le foie dépassait largement les fausses côtes.

Pendant les trente-six heures que survécut le malade, il nous fut impossible, malgré les auscultations répétées de trouver le moindre signe de pneumothorax que nous cherchions tout d'abord, ni de pleurésie quelconque à l'hypothèse de laquelle nous étions ensuite revenu.

A en juger par le début de l'affection, les signes fonctionnels et l'évolution de la maladie, il semble, comme le veut Sabourin, qu'il se soit agi dans ce cas d'un pneumothorax resté silencieux au moins pendant les 36 heures où l'on a pu l'examiner, se manifestant à peine physiquement par une résonnance un peu exagérée et de l'obscurité respiratoire du côté malade.

Observation XXI

(Sabourin. *Revue de méd.*, fév. 1908.)

Grand jeune homme de 24 ans, de souche neuro-arthritique, traînant depuis sa croissance une tuberculose torpide des deux sommets.

Jamais de fièvre permanente.

Température plutôt basse : 36°4 à 36°8 en temps ordinaire.

La tuberculose plutôt superficielle, sous-pleurale et pleurale, a peu à peu couvert les deux lobes supérieurs en avant et en arrière, et a atteint les marges scissurales sans guère toucher les lobes inférieurs. Mais à plusieurs époques on a constaté des poussées pleurétiques sèches donnant lieu à la bande chantante sur les scissures en arrière, et faisant supposer que la plèvre interlobaire elle-même a été attaquée à plusieurs reprises, au moins à sa marge et sur une certaine profondeur.

Chose remarquable, ces accidents pleurétiques aigus se passaient presque sans fièvre, 37°6-37°8, pendant un soir ou deux, bien que les signes d'infiltration pleurale durassent beaucoup plus longtemps. Et ces poussées pleurétiques de l'interlobe se manifestaient toujours par un point de côté de vingt-quatre à trente-six heures de durée vers l'angle inférieur de l'omoplate .

De ces adhérences multiples des lobes supérieurs est résulté un essoufflement permanent, mais auquel le malade s'est habitué depuis longtemps.

La tuberculose n'a jamais beaucoup touché le poumon jusque il y a deux ans. C'est alors qu'à la suite d'un déplacement fatigant un nodule pulmonaire ou bien un petit foyer pneumonique s'est développé à droite, perceptible en avant dans l'angle sterno-claviculaire et en arrière en dehors de l'extrémité interne de l'épine de l'omoplate, avec râles humides, cavernuleux, donnant un, deux, trois crachats purulents en blocs lourds qui plongent au fond de l'eau. Le foyer est manifestement profond, logé à la face interne du lobe supérieur. Il est depuis longtemps sans influence sur la température, même dans les périodes où il y a cinq à six crachats par jour.

Le malade est sujet depuis une couple d'années à deux sortes d'accidents morbides, en plus des poussées pleurétiques signalées plus haut. D'abord des hémoptysies à moules bronchiques creux, d'assez longue durée parfois, sans que le thermomètre en soit influencé ou de façon insignifiante.

Ensuite des petites apoplexies pulmonaires. Le malade, avec ou sans malaise prémonitoire appréciable, rend, le matin, deux ou trois blocs de sang noir ou brunâtre qui se mélangent bientôt aux blocs purulents du crachat ordinaire.

En deux ou trois jours tout est terminé. Ces petites apoplexies se font toujours au niveau du foyer de suppuration. C'est à peine si pendant leur évolution le thermomètre s'élève de 3 ou 4 dixièmes.

Tout cela pour montrer combien ce malade est réfractaire aux manifestations fébriles dans les circonstances où, chez la plupart des phtisiques, la température s'élève notablement, de sorte que pour lui, monter de 36°8 à 37°4 ou 37°5 constitue un phénomène remarquable.

Douze jours avant l'incident qui va faire l'intérêt de cette observation, il fit justement une de ces petites apoplexies bénignes dont nous venons de parler. Après déjeuner, il rend subitement un peu de sang. Il se couche et ne rejette plus rien jusqu'au milieu de la nuit. Il se réveille et rend un gros caillot noir. Le premier crachat du matin est un bloc purulent infiltré de sang brun. Dans la journée deux autres semblables, un autre dans la nuit, et ainsi de suite pendant trois jours.

Le quatrième jour, les crachats sont à peine ocreux, et le malade se lève bientôt. Pendant cet incident, le thermomètre n'avait pas varié de 2 dixièmes.

Un soir, à peine au lit, il est pris d'une violente douleur angoissante ayant son maximum en cercle à la hauteur de l'aisselle et embrassant toute l'épaule droite depuis le rachis jusqu'au sternum.

L'examen immédiat ne fait découvrir aucune douleur locale à la pression et l'auscultation ne dénote qu'une diminution de l'amplitude respiratoire due à la douleur.

Température : 37°.

Nuit mauvaise, angoisse plutôt que forte dyspnée.

Le matin : 37°2.

La journée suivante, rien de nouveau, examen absolument négatif.

Les jours qui suivent l'état reste sensiblement le même. Les douleurs, pongitives d'abord dans tout le sommet droit, deviennent continues, comme celles d'une courbature de toute l'épaule, avec maximum vers le rachis et le sternum, s'étendant même en avant du côté gauche.

Peu à peu le malade a pu s'allonger au lit par accoutumance à ses douleurs et à sa gêne respiratoire. Il se nourrit assez bien quoique de temps en temps il accuse une certaine gêne dans les mouvements de la déglutition.

Le onzième jour il se lève un peu dans la chambre.

Le treizième jour, la gêne respiratoire, sans cause connue, devient de la vraie dyspnée. Le malade est forcé de se remettre au lit, où il reste presque toujours assis dans la position d'un asthmatique en crise. Son état simule d'autant plus l'asthme que trois ou quatre fois dans la journée et aussi dans la nuit il a des paroxysmes dyspnéiques, orthopnéiques, à mouvements respiratoires lents et pénibles, comme dans l'asthme nerveux. Aucun médicament n'a d'ailleurs de prise sur cette dyspnée.

Pendant tout ce temps les examens répétés et minutieux ne font rien découvrir d'anormal dans la poitrine.

Le même état persiste alors avec des journées plutôt calmes, les crises de dyspnée devenant plus fortes et plus rares, avec des nuits bonnes ou mauvaises, sans qu'aucun fait nouveau se produise dans la poitrine. On cherche en vain les signes d'un pneumothorax diagnostiqué dès le début.

Le vingt-septième jour, sans tousser davantage, le malade rend au matin quelques crachats sanglants, rutilants ; rien dans la journée, mais à l'auscultation, on trouve le foyer de suppuration plus chargé de râles humides.

Le vingt-huitième jour, au réveil, forte hémoptysie qui recommence quelques heures plus tard.

On fait une injection de sérum gélatiné.

Le soir : 38°6 ; fièvre sérique vraisemblablement.

Le vingt-neuvième jour, deux autres crachements de sang dans la matinée ; nouvelle injection de sérum.

Le sang disparaît peu à peu des crachats.

Le thermomètre baisse rapidement à 37°6-38°1.

Mais à partir de l'hémoptysie les symptômes fonctionnels reprennent de plus belle. La dyspnée devient permanente, plus intense, avec violents paroxysmes d'orthopnée.

La céphalalgie est presque continue, la face et les extrémités sont légèrement cyanosées.

En même temps l'examen journalier de la poitrine fait constater graduellement les phénomènes suivants : au poumon gauche rien de spécial qu'une atténuation des bruits de la lésion du lobe supérieur. La pointe du cœur bat à peu près à sa place normale.

Du côté droit, rien de particulier dans le sommet qui, lui aussi, donne certainement moins de bruits.

Le fait le plus remarquable est l'accroissement non pas énorme mais notable de la sonorité à la percussion à peu près partout, mais principalement en arrière dans la zone du lobe inférieur et en avant à partir du mamelon jusqu'en bas. Peu à peu la matité hépatique disparaît. En revanche le foie déborde maintenant les fausses côtes de deux bons travers de doigt.

La mensuration du thorax donne une augmentation de volume de 2 centimètres et demi pour le côté droit.

Les vibrations sont à peu près normales partout.

Le murmure respiratoire est moins fort en arrière, mais peut-être plus rude en avant, comme dans un cas de respiration supplémentaire.

Aucune modification de la voix à l'auscultation.

Aucun bruit anormal.

En même temps que tous ces phénomènes s'accentuent, la dyspnée s'accroît toujours, avec des séries de paroxysmes.

Le cœur commence à devenir arythmique et l'aspect du malade est absolument celui d'un tuberculeux atteint de pneumothorax grave.

Pour chercher un soulagement possible, on fait, le trente-sixième jour, deux ponctions exploratrices avec une aiguille de 6 centimètres, à quelque distance l'une de l'autre, dans la région inférieure de l'omoplate. Il ne sort que du gaz de l'aiguille qui donne à la main la sensation très nette d'être libre dans une cavité.

Aucun changement pendant quatre jours.

L'état s'aggravant toujours on fait deux nouvelles ponctions; la première dans le sixième espace en arrière, la seconde dans la ligne rétro-axillaire.

On n'obtient que du gaz et la même sensation de liberté de l'aiguille dans une cavité.

Le quarante et unième jour, à l'auscultation du matin, nous avons eu pendant une secousse de toux la notion passagère de l'amphorisme dans la région sterno-claviculaire, notion fugace à laquelle on ne doit pas attacher d'autre valeur.

La mort arrive quarante-huit heures plus tard dans l'asphyxie lente de tout l'organisme, avec affaiblissement cérébral complet.

Même pendant les grandes secousses respiratoires de la phase agonique, l'auscultation répétée n'a pu faire retrouver la notion de l'amphorisme.

On voit donc dans cette observation un jeune homme tuberculeux présentant un jour un violent point de côté à droite ; les jours suivants apparaît un peu de dyspnée, tandis que le point douloureux persiste. L'examen de la poitrine ne fait percevoir aucun signe de pneumothorax que l'on a soupçonné dès le début. Ce n'est que le 20e jour que l'on constate du côté droit une augmentation notable de la sonorité ; de plus, la mensuration du thorax donne une augmentation de volume de deux centimètres et demi pour ce côté. Le 36e jour, devant une dyspnée marquée, on fait deux ponctions exploratrices dans la région inférieure de l'omoplate ; il sort du gaz et l'aiguille est libre dans une cavité. Quatre jours plus tard, deux nouvelles ponctions donnent le même résultat. Le 41° jour on a à l'auscultation pendant une secousse de toux une notion très passagère de l'amphorisme dans la région sterno-claviculaire. Il semble, comme le dit Sabournin, qu'il s'agit bien là d'un pneumothorax qui est resté silencieux durant toute son existence, et ne s'est manifesté que par des troubles fonctionnels et les très légers signes physiques notés ci-dessus; il s'agissait probablement d'une lésion profonde enkystée ; on ne voit pas en effet quelle autre affection aurait pu donner lieu à un début aussi brusque, à une symptomatologie aussi peu marquée et aux données fournies par les ponctions exploratrices.

On voit donc d'après les observations précédentes qu'il existe des pneumothorax qui pendant tout ou partie de leur existence peuvent rester silencieux et passer assez facilement inaperçus. Ou bien ils restent silencieux pendant quelques jours, puis apparaissent avec leurs signes plus ou moins complets, ou bien d'évidents qu'ils étaient ils passent au milieu de leur existence par une période de silence variable. En tout cas on peut dire que leur début ne diffère pas en général de celui du pneumothorax ordinaire, et nous avons vu que le plus souvent même c'est la notion du point de côté violent et subit et la constatation de la dyspnée qui font rechercher le pneumothorax et supposer son existence alors même que les signes physiques font défaut.

Combien de temps un pneumothorax reste-t-il silencieux ?. Cela est très variable. Si dans quelques cas nous avons vu un premier signe apparaître le deuxième ou troisième jour après le début présumé de l'affection, dans d'autres observations, il a fallu attendre quatorze, dix-sept, vingt-neuf jours même avant que l'on puisse percevoir un signe net de pneumothorax. Il est évident que le début de l'affection a été noté comme étant marqué par l'apparition de troubles fonctionnels tels que la douleur subite et la dyspnée, et il semble bien que cela réponde à la réalité.

Il est difficile de donner d'une façon même approximative l'ordre dans lequel apparaissent le plus souvent les signes physiques du pneumothorax. Si nous les avons vus plus ou moins nombreux, plus ou moins réunis, il faut dire qu'ils peuvent apparaître indistinctement les uns avant les autres. Cependant tout le monde est d'accord pour reconnaître que les signes d'hydro ou de pyopneumothorax n'apparaissent que plusieurs jours, deux ou trois au moins, après ceux du pneumothorax simple ; si ce dernier reste silencieux pendant son existence, l'affection se révélera dès sa première manifestation par des signes d'hydropneumothorax, mais en réalité elle n'en aura pas moins passé par une période de latence, de silence où le pneumothorax pur aura seul existé.

On peut donc dire que les signes physiques qui apparaîtront les premiers seront en général ceux du pneumothorax pur, tympanisme à la percussion, diminution des vibrations et bruits amphoriques à l'auscultation, ces différents signes pouvant d'ailleurs être plus ou moins localisés et plus ou moins marqués.

Le tintement métallique, le bruit d'airain sont plus rarement perçus, mais peuvent pourtant, comme nous l'avons vu dans certains cas, être la première manifestation physique de l'affection. Enfin la succussion hippocratique apparaîtra en général après les autres signes physiques du pneumothorax ; elle peut cependant, nous l'avons vu, exister comme premier symptôme d'auscultation, les autres restant cachés et pouvant ou non apparaître dans la suite.

PATHOGÉNIE

Comment se fait-il que toute pénétration d'air dans la cavité pleurale ne donne pas lieu aux signes habituels décrits dans le pneumothorax ? Comment expliquer qu'un même phénomène anatomique et physiologique se manifeste physiquement par des symptômes variables plus ou moins nombreux, plus ou moins marqués ?

Examinons tout d'abord à quoi sont dus les principaux signes physiques du pneumothorax, quelles sont les causes de leur production. Depuis que Laënnec a décrit le pneumothorax on a cherché à expliquer la production des divers bruits perçus à l'oreille dans cette affection, et si depuis on a émis à ce sujet de nombreuses hypothèses, il faut bien dire qu'elles peuvent encore être soutenues en partie actuellement. Nous manquons, en effet, de données précises au point de vue de la pathogénie de ces symptômes, et les progrès apportés à leur étude par les données de la physique et de la physiologie n'ont néanmoins guère permis d'en donner une explication nette et précise.

Les recherches expérimentales de Demarquay et Leconte, de Riegel, de Weil, celles plus récentes de Gilbert et Roger, de Rodet et Pourrat, de Bard, ont porté surtout sur la mesure de la pression des gaz dans le pneumothorax et le mécanisme de production de celui-ci, ou bien sur l'influence qu'avait sur les différents systèmes de l'organisme la production d'un pneumothorax expérimental, toujours difficile et délicat à réaliser. Rares en effet ont été les recherches portant sur la variabilité des signes physiques du pneumothorax et la cause de cette variabilité ; nous croyons que ce sont surtout ces dernières années où l'on a eu l'attention attirée de ce côté et où l'on a émis à ce sujet diverses hypothèses.

Examinons donc quelles sont les causes des signes habituels du pneumothorax :

Le son de percussion tympanique a toujours été un signe de présence de l'air dans la cavité pleurale. Bayle et Itard, avant Laënnec, l'avaient indiqué comme devant permettre de distinguer le pneumothorax des épanchements liquides de la plèvre.

Laënnec y attribuait une importance diagnostique considérable, et prétendait « quand du côté où la poitrine résonne le mieux on n'entend pas du tout la respiration, on peut affirmer qu'il y a pneumothorax ». Skoda décrit des variations du tympanisme suivant la quantité de gaz épanché dans la plèvre ; plus l'accumulation des gaz est grande, moins la résonnance du côté affecté est nette. Tous les auteurs dans la suite ont décrit ces variations du tympanisme, tout en lui reconnaissant de plus un caractère grave ou aigu.

Eichorst dit que le tympanisme est toujours dû à la présence de cavité contenant de l'air ; pour lui le son est d'autant plus aigu que la colonne d'air est plus courte, et d'autant moins élevé que l'ouverture est moins large.

Barth et Roger confirment l'opinion de Skoda et admettent que le son qui est tympanique avec une tension médiocre de la paroi ne l'est presque jamais si cette tension est excessive.

Actuellement la plupart des cliniciens admettent un tympanisme simple dans le pneumothorax ouvert, un tympanisme plus grave dans le pneumothorax fermé ; quand l'épanchement gazeux possède une forte pression comme dans le pneumothorax à soupape, la tonalité devient aiguë, mais comme le fait bien remarquer Faisans, en même temps l'intensité du son de percussion diminue et l'on a une sonorité bien moins marquée, parfois même de la submatité.

Morisson, dans une thèse récente, étudie le son de percussion amphorique que Grancher donne comme signe de pneumothorax, et qui est comparable au son que produirait le doigt choquant une carafe à moitié remplie de liquide. Il le distingue du skodisme qui, comme l'avait déjà dit Auenbrugger, n'est qu'une exagération de la sonorité normale du poumon. Il le distingue également du tympanisme; le son de percussion amphorique rappelle le son d'une cruche percutée et est lié d'après lui à la présence d'une petite quantité d'air ; au contraire, le tympanisme rappelle le son du tambour et exige la présence d'une quantité d'air plus considérable.

L'absence de vibrations thoraciques et l'obscurité respiratoire qu'on trouve dans le pneumothorax sont dus à la présence de l'air dans la cavité pleurale, refoulant le poumon contre la colonne vertébrale et le séparant ainsi de l'oreille qui ausculte et de la main qui palpe par une couche de fluide mauvais conducteur du son. Cependant dans les pneumothorax partiels, par exemple, les vibrations thoraciques peuvent être seulement affaiblies, et même Henschen d'Upsala prétend qu'en cas de communication très large du poumon avec la plèvre les vibrations peuvent être conservées.

Les bruits amphoriques et notamment *le souffle amphorique* sont produits, dit Barth, par une vaste cavité à parois régulières d'un diamètre supérieur à 6 centimètres, dans laquelle le retentissement du bruit laryngo-trachéal se fait librement, en donnant naissance à des répercussions régulières, à des vibrations secondaires dont l'entrecroisement produit des notes harmoniques assez nettes pour colorer le son fondamental.

On sait que Laënnec admettait comme causes de production du bourdonnement amphorique une cavité contenant peu de liquide et une communication persistante avec l'extérieur. Skoda montra que la communication avec l'extérieur n'était pas nécessaire à la production du souffle, et qu'il était dû non pas au passage de l'air du poumon dans la plèvre, mais à ce que le poumon comprimé par l'épanchement gazeux donnait naissance à un souffle bronchique qui était transmis à l'oreille avec une consonance métallique par suite des vibrations du gaz contenu dans la plèvre. On trouve en effet parfois du souffle amphorique dans les pneumothorax enkystés, de même que dans certaines pleurésies.

Le souffle amphorique a d'ailleurs été reconnu comme variant d'intensité suivant la quantité d'air épanché dans la plèvre, plus intense lorsque l'épanchement est abondant, moins net, plus localisé, plus lointain au contraire dans les pneumothorax de moindre importance, les formes localisées parfois, de même que dans les cas d'hydro ou pyopneumothorax où le liquide est abondant et l'espace occupé par l'air très restreint.

Le tintement métallique pour Laënnec dépendait toujours « de la résonnance de l'air agité par la respiration, la toux ou la voix, à la surface d'un liquide qui partage avec lui la capacité d'une cavité contre nature formée dans la poitrine ». Il admettait qu'il pouvait dépendre de la chute d'une goutte liquide restée suspendue en haut de la poitrine et tombant à la surface de l'épanchement liquide en résonnant dans la cavité gazeuse.

Après lui la pathogénie du tintement métallique fut diversement interprétée. Dance admettait qu'il est produit par une certaine quantité d'air qui pendant la parole, la toux, la respiration, s'insinue à travers la fistule pleuro-bronchique et vient former des bulles qui crèvent à la surface du liquide en résonnant.

Beau pensait que l'air pour arriver dans la cavité pleurale traversait des matières muqueuses situées au voisinage de la fistule et formait des bulles qui venaient crever dans la collection gazeuse. Skoda plus tard soutint que les bruits métalliques n'avaient besoin pour se produire ni de la présence de liquide, ni de celle de la perforation pulmonaire, qu'ils étaient dus à des phénomènes se passant au niveau du poumon et ne devaient leur éclat métallique qu'à leur résonnance à travers l'épanchement gazeux.

Béhier put imiter tous les bruits métalliques en percutant et en auscultant un ballon en caoutchouc vulcanisé plongé dans un liquide où l'on produisait des râles et des gargouillements, ce qui vérifiait la théorie de Skoda.

Le tintement métallique n'est pas constant. Pour Galliard il signifie généralement pneumothorax spacieux, ouvert. Il s'affaiblit et disparaît, a dit Widal, à mesure que la pression gazeuse augmente et reparaît lorsqu'elle diminue.

Pour Barth et Roger, si le tintement métallique se produit fréquemment et avec facilité par la respiration et par la voix aussi bien que par la toux, si surtout on perçoit simultanément ou alternativement une respiration amphorique marquée, il faut diagnostiquer une perforation pulmonaire fistuleuse ; et si ces phénomènes après avoir été manifestes avant d'avoir lieu, on peut en conclure que la communication anormale s'est oblitérée.

Le bruit d'airain, dit Trousseau « est tellement manifeste, tellement constant, tellement facile à produire et à constater qu'on ne saurait le méconnaître ». Ce signe du pneumothorax n'est pas aussi constant que le voulait Trousseau, et Béhier a montré que pour le percevoir, l'oreille devait être placée sur les limites de la collection gazeuse et non au niveau de la couche liquide, ce qui pourrait, jusqu'à un certain point, donner des renseignements sur les dimensions de la cavité gazeuse. Quoiqu'il en soit le phénomène est dû à la résonnance à travers l'épanchement gazeux de bruits anormaux provoqués à l'extérieur, tout contre la paroi thoracique.

Le bruit de succussion enfin a été donné comme signe pathognomonique d'hydro ou pyopneumothorax ; et si les anciens ne savaient exactement ce qu'il signifiait, on

sait actuellement que son apparition dénote le plus souvent la présence dans la plèvre d'air et de liquide, et
qu'il est dû à un choc liquidien se passant dans un épanchement gazeux.

Nous venons de voir assez rapidement quelles sont les
causes qui provoquent l'apparition des principaux signes physiques ordinaires du pneumothorax. Or, pourquoi parfois ces signes viennent-ils à manquer, à rester
cachés pendant plus ou moins longtemps pour n'apparaître que plus tard, alors que le phénomène essentiel
du pneumothorax, la présence de l'air dans la cavité
pleurale existe déjà ?

On ne peut malheureusement répondre à cette question que par des hypothèses et on ne peut jusqu'à pré-
sent s'appuyer sur aucun fait certain pour affirmer que
tel ou tel symptôme fait défaut parce que telle ou telle
condition pathogénique manque. Il semble cependant
qu'il faille rechercher à cela plusieurs causes différentes
agissant soit séparément, soit réunies pour modifier la
symptomatologie ordinaire de l'affection.

Tout d'abord la *nature des tissus, des formations anatomiques* diverses qui séparent la cavité pneumothoracique de l'oreille qui ausculte a une influence sur la
façon dont les phénomènes qui se passent dans la cavité
pleurale se manifestent à l'auscultation.

Le pneumothorax, à l'envisager dans sa forme de
beaucoup la plus fréquente, celle qui survient chez les
tuberculeux, se produit le plus souvent chez des indivi-
dus qui ont une plèvre déjà malade, présentant des
adhérences plus ou moins nombreuses. On sait qu'à

l'autopsie de malades morts de cette affection on trouve très souvent des plèvres épaisses, parfois de 1 à 2 centimètres d'épaisseur. Les lésions pleurales ne sont d'ailleurs pas envisagées de la même façon par tous les auteurs, qui leur accordent notamment dans la production du pneumothorax un rôle bien différent.

Les uns, comme Galliard, refusent à la symphyse pleurale le rôle de favoriser la production du pneumothorax, affirmant que cette symphyse existe au voisinage de lésions tuberculeuses avancées, et que les lésions récentes ont plus souvent la responsabilité de l'accident, expliquant ainsi facilement la rupture des tubercules ramollis situés à la surface du poumon et non protégés par une plèvre épaisse ou adhérente. D'autres auteurs, comme Tripier, Duplant, prétendent au contraire que les adhérences pleurales ont une grande influence dans la production du pneumothorax. Duplant a toujours vu le pneumothorax chez des tuberculeux présentant d'importantes lésions pleurales ; c'est de plus au pourtour de la rupture pulmonaire que la séreuse possède les lésions les plus marquées, friabilité, épaississement, aspect rugueux. Dans ce cas le mécanisme de la production du pneumothorax tuberculeux est facile à comprendre : dans un effort quelconque, la toux, par exemple, le poumon fixé par des adhérences est brusquement tiraillé dans ses parties libres et se déchire au voisinage d'une forte adhérence pseudo-tendineuse en un point de moindre résistance. L'anatomie pathologique vient d'ailleurs confirmer ces hypothèses en montrant que le plus souvent la perforation pulmonaire se rencontre au niveau de la région supérieure du poumon, dans la partie inférieure et postérieure du lobe supérieur, immédiatement au-dessous de la région où les adhérences pleurales sont les plus marquées, les plus organisées.

Ces *adhérences pleurales*, cet épaississement des feuillets pleuraux peuvent dans certains cas masquer plus ou moins la lésion sous-jacente. De même qu'ils obscurcissent la respiration, qu'ils diminuent la perception du murmure vésiculaire après une pleurésie, par exemple, de même ils peuvent cacher plus ou moins un léger épanchement d'air dans la plèvre et en atténuer les signes physiques ordinaires.

Les *dimensions de la cavité pneumothoracique* entrent évidemment en cause dans le silence relatif de certains pneumothorax. Il est évident que les pneumothorax circonscrits, enkystés par de solides adhérences, bien localisés, ne renfermant que peu d'air, ne donneront lieu qu'à une symptomatologie assez restreinte, assez floue, et demanderont souvent à être dépistés. Cependant, le plus souvent on les diagnostique si l'on en fait une recherche méthodique, comme le dit Jaccoud dans ses cliniques ; il en donne d'ailleurs une formule assez précise : « absence dans certains points du thorax de bruits spéciaux du pneumothorax, présence dans ces mêmes points de bruits pulmonaires superficiels, normaux ou altérés, et de vibrations vocales nettement perceptibles. » Néanmoins il semble bien que certaines formes de pneumothorax enkystés se manifestent par des signes physiques variables et les thèses de Handjian sur le pneumothorax partiel, de Tolmer sur le pneumothorax partiel inférieur à symptômes péritonéo-pleuraux, celle

toute récente de Durbin sur le pneumothorax partiel et
en particulier le pneumothorax interlobaire, montrent
bien que les formes limitées de l'affection peuvent passer parfois inaperçues et doivent être recherchées avec
soin.

D'ailleurs très souvent ces formes enkystées n'existent qu'au début de l'affection. Si d'après Jaccoud, le
pneumothorax partiel est généralement moins grave
que le pneumothorax total, il faut bien dire que souvent
celui-ci n'est que la continuation de celui-là. Duplant,
étudiant les pyopneumothorax enkystés, croit que la
forme enkystée du pneumothorax a tendance à la généralisation et que cette généralisation est due d'une part
au décollement des adhérences par pénétration de l'air
sous pression, d'autre part au processus pyogénique
qui détruit les adhérences lamelleuses. Sabourin, dans
les différents cas de pneumothorax scissural, interlobaire, qu'il a publiés ces dernières années et notamment
dans son étude toute récente sur le pneumothorax muet,
montre bien aussi ces deux phases d'évolution du pneumothorax qui d'abord circonscrit, localisé ne donne
lieu qu'à des troubles fonctionnels et des signes de
compression, puis se généralise peu à peu et se révèle
par les signes ordinaires à l'auscultation.

Nous voyons par là que non seulement suivant ses
dimensions, suivant son enkystement, mais encore suivant sa *situation en profondeur*, le pneumothorax peut
donner à l'oreille qui ausculte des signes physiques plus
ou moins atténués. On comprend assez bien en effet
qu'un pneumothorax de la région médiastine, diaphragmatique, ou interlobaire puisse s'accompagner de signes

physiques moins évidents qu'un pneumothorax situé
dans la grande cavité pleurale. Ces variétés de l'affection, quoique plus rares que les formes ordinaires, n'en
semblent pas moins exister, tout au moins pendant un
certain temps, au début pour ainsi dire du pneumothorax, pendant sa période de formation, c'est-à-dire
avant qu'il ne soit généralisé à toute ou à une grande
partie de la cavité pleurale. Sabourin dans ces dernières années, et notamment tout récemment dans la *Revue
de médecine*, insiste sur la description et l'existence de
ces formes scissurales du pneumothorax, formes interlobaires survenant chez des tuberculeux, et se produisant à un endroit où la plèvre interlobaire est malade,
épaissie, présentant des adhérences qui enkystent le
pneumothorax pendant un certain temps, mais le plus
souvent n'empêchent pas l'air de les dilacérer peu à peu,
de s'insinuer entre elles et de gagner bientôt la grande
plèvre où il manifestera sa présence par les signes classiques qui permettront de le reconnaître.

Sabourin dit que souvent ces pneumothorax scissu-
raux restent un certain temps muets, c'est-à-dire ne
manifestent leur existence que par des signes fonctionnels, mais ne donnent lieu qu'à de très légers signes
physiques, qui peuvent aussi faire complètement défaut.
Il prétend, avec raison d'ailleurs, que ces pneumothorax
muets ne doivent pas plus étonner que certaines autres
affections pulmonaires ou pleurales qui de par leur
situation profonde ne se révèlent pas à l'auscultation
par des signes physiques bien appréciables : telles sont
certaines pneumonies centrales qui restent plus ou
moins longtemps sans être cliniquement décelables :

telles sont certaines pleurésies interlobaires ne se révélant que par une matité relative, les autres signes
physiques faisant défaut ; telles sont enfin certaines
cavernes intralobaires ne donnant lieu à aucun signe
cavitaire.

La situation en profondeur, ajoute Sabourin, ne semble pas suffire pour expliquer l'absence de signes physiques ; il faut encore que la lésion soit séparée de l'oreille
qui ausculte par une couche mauvaise conductrice des
sons, c'est-à-dire par du poumon sain renfermant de
l'air satisfaisant à ces conditions. Si le poumon présente
des traces d'hépatisation quelconque, s'il est conges-
tionné, s'il renferme des travées conjonctives épaisses,
des formations fibreuses, ces productions tendront à le
solidifier, à créer des masses plus ou moins compactes
qui deviendront bonnes conductrices des sons et permettront ainsi au pneumothorax profondément situé d'être
perçu par l'oreille qui écoute.

En dehors des différentes causes étudiées jusqu'à pré-
sent, épaisseur des couches superficielles, état de la
plèvre, étendue et limites du pneumothorax, situation
en profondeur de celui-ci, il faut envisager d'autres
causes de son silence possible, tenant à l'état des éléments propres qui le constituent, c'est-à-dire l'état de
l'air dans le cas de pneumothorax simple, l'état de l'air
et de l'épanchement liquide dans le cas d'hydro ou de
pyopneumothorax.

Si *l'état de tension des gaz* dans le pneumothorax est
important à connaître, il faut bien dire que rien n'est
plus difficile à fixer et que de tous temps les auteurs ont
émis des opinions différentes à ce sujet. Bien peu de

documents ont été pris sur l'homme vivant et les renseignements qu'ont fourni la médecine expérimentale et
l'expérimentation ont trait surtout à la partie physiologique et physique de l'affection plutôt qu'ils n'envisagent son côté clinique.

Les recherches de Demarquay et Leconte, de Weil,
de Gilbert et Roger, de Rodet et Pourrat, celles plus
récentes de Bard ont toutes pour but d'étudier la pression dans les différentes variétés de pneumothorax,
mais ne nous renseignent pas sur les modalités cliniques suivant lesquelles se manifeste telle ou telle pression gazeuse dans le pneumothorax.

Ce n'est que ces dernières années, et surtout dans les
cas d'hydro ou de pyopneumothorax, que l'on a eu
l'attention portée du côté du silence assez relatif parfois
de cette affection et des phénomènes qui peuvent en être
la cause. Achard et Grenet, dans une communication à
la Société médicale des hôpitaux de Paris en 1903, rapportent que dans des cas d'insufflation d'air dans la plèvre pour pleurésies récidivantes, ils ont rarement noté
les signes du pneumothorax, à l'exception du tympanisme ; les bruits amphoriques et métalliques n'ont été
notés que trois fois, dans des cas de pleurésie cardiaque,
de pleurésie chyliforme, et de pleurésie purulente tuberculeuse. Ils disent que l'explication en est obscure et
font intervenir la pression intra-pleurale, l'épaississement de la plèvre, les adhérences, le volume du gaz
injecté. Achard croit qu'une tension forte facilite l'apparition des bruits amphoriques et métalliques du pneumothorax.

Quant à la *succussion hippocratique*, caractéristique

d'un hydro ou pyopneumothorax il faut bien dire qu'il ne suffit pas pour la produire de la présence simultanée de l'air et d'un liquide dans la cavité pleurale ; il faut encore que ces deux éléments soient dans une certaine proportion et qu'il existe un rapport déterminé entre eux. La succussion en effet n'est que la résonnance dans une cavité plus ou moins spacieuse d'un choc liquidien produit par les secousses imprimées à la couche liquide. Il faut donc tout d'abord que le liquide ne soit pas trop épais, mais au contraire assez fluide, pour pouvoir se déplacer facilement, donner naissance à des vagues ondulantes sous l'influence des chocs venus de l'extérieur ; et l'on comprend ainsi pourquoi la succussion est parfois moins nette dans des cas de pyopneumothorax où l'on a du pus épais, crémeux, se déplaçant difficilement et s'agitant peu lorsque l'on secoue le malade. Il faut ensuite que le bruit liquidien produit par ces vagues qui s'entrechoquent et frappent contre les parois, puisse vibrer et résonner dans une cavité assez spacieuse, et que la couche liquide soit surmontée d'une couche d'air assez épaisse pour donner lieu à des bruits métalliques nettement perceptibles.

On admet, en général, que pour que la succussion se produise il faut qu'il y ait dans la plèvre plus d'air que de liquide, et même, d'après Debove et Sallard « ce signe n'existe que si le liquide n'est pas trop abondant ».

Plus il y a du liquide dans la plèvre, moins la succussion est nette. Les anciens et Hippocrate avaient d'ailleurs déjà bien constaté ce phénomène, mais ne lui attribuaient pas toute la valeur qu'il comportait, la succussion étant pour eux caractéristique d'un épanchement liquide seul.

Chauffard, récemment, soutenait qu'il n'y a pas d'hydro ou de pyopneumothorax sans succussion, et décrivait une nouvelle façon de rechercher ce dernier signe en laissant le malade étendu dans son lit et non en le mettant dans la position assise. Pour que la succussion se produise, dit Chauffard, il faut deux conditions : à la partie déclive de la cavité pleurale une couche libre de liquide, et au-dessus une chambre à air assez vaste pour permettre le ballottement du liquide et la résonance du bruit provoqué. Quand il y a peu de liquide et beaucoup de gaz (condition optima) les vagues liquides provoquées par la secousse sont de grande amplitude et leur résonance dans une vaste chambre à air prend tout son éclat. Si au contraire l'épanchement est très abondant les vagues liquides seront courtes et sans amplitude, la caisse de résonance réduite, et le bruit de succussion sera indistinct. Si l'on met le sujet en position horizontale, la chambre à air changera de forme et d'étendue, s'étalera en une large surface, permettant de grands déplacements de liquide avec choc caractéristique en marteau d'eau. Les proportions relatives de gaz et de liquide restent les mêmes, seule la répartition dans l'espace a varié.

Ces données de Chauffard sont évidemment des plus justes, mais il faut bien dire que même parfois le bruit de succussion fait défaut en le recherchant, le malade étant dans la position couchée ; Galliard, dans un cas de pyopneumothorax de nécessité traité par l'incision d'un espace intercostal, après avoir fait des injections intra-pleurales et des lavages de la plèvre, n'a jamais obtenu la succussion hippocratique soit dans la position assise, soit dans la position couchée.

Vaquez, dans une communication à la Société médicale des hôpitaux de Paris, en 1906, a bien montré expérimentalement la variation des signes physiques de l'hydropneumothorax et du bruit de flot en particulier suivant la quantité et le degré de pression soit de l'air, soit du liquide. Dans une pleurésie remontant jusqu'à la clavicule droite, on retire 500 centimètres cubes de liquide et on injecte 150 centimètres cubes d'azote, formant un pneumothorax fermé ; de suite sous la clavicule la percussion donne une sonorité exagérée et l'auscultation du bruit d'airain ; la succussion, nette dans la position couchée, n'est pas retrouvée dans la position assise. On retire encore 500 centimètres cubes de liquide ; les mêmes signes persistent. On injecte 200 centimètres cubes d'azote ; les signes ne varient pas. On retire 500 centimètres cubes de liquide, ce qui fait en tout 1.500 centimètres cubes de liquide enlevé ; à ce moment il en restait environ encore 2 litres ; la succussion s'entendait dans toutes les positions, mais elle diminua après introduction dans la cavité de 250 centimètres cubes d'azote, et disparut complètement lorsque la quantité de gaz introduite fut augmentée de 150 centimètres cubes. À ce moment l'hydropneumothorax contenait deux litres de liquide et 750 centimètres cubes d'azote ; or, un moment auparavant, la même quantité de liquide, avec épanchement gazeux de 300 centimètres cubes, permettait d'avoir le bruit de flot dans toutes les positions. On finit peu à peu par extraire trois litres de liquide et introduire 1.750 centimètres cubes d'azote ; le bruit de flot disparut après que 1.500 centimètres cubes de liquide furent enlevés, et ne reparut plus. Or, le lendemain la succussion réapparaissait dans les deux positions, assise ou couchée, et comme le liquide n'avait pas varié, il faut admettre que la réapparition du signe tenait à la variation de la tension intra-pleurale de l'azote.

Ces constatations de Vaquez démontrent donc d'une façon expérimentale et précise que le phénomène de la succussion dans l'hydropneumothorax dépend non seulement de la quantité du liquide épanché, mais encore de la quantité et de la tension intra-pleurale de l'air situé au-dessus de lui.

En résumé, nous avons vu que plusieurs causes différentes entrent en jeu pour expliquer le silence relatif de certains pneumothorax, hydro ou pyopneumothorax. Si pour plusieurs d'entre elles nous sommes obligés de faire encore des hypothèses et de raisonner par analogie, quelques-unes paraissent s'imposer par des démonstrations assez rigoureuses et leur intervention n'est pas douteuse.

DIAGNOSTIC

Nous avons vu que les signes physiques du pneumothorax ou de l'hydropneumothorax peuvent ne pas former un tout complet, qu'ils peuvent varier, apparaissant
ou disparaissant successivement, qu'ils peuvent exister
seulement pour ne se compléter que quelque temps
après, enfin que le pneumothorax peut exister réellement alors qu'il ne se manifestera par aucun signe physique. Comment pourrons-nous donc dépister ces pneumothorax silencieux, comment reconnaîtrons-nous leur
existence ?

Il est évident que lorsque plusieurs signes classiques
existent simultanément, le diagnostic devient peu difficile. Laënnec se basait sur la présence simultanée de
deux symptômes : « lorsque chez un homme dont la
poitrine résonne mieux d'un côté que de l'autre, on
entend bien la respiration du côté moins sonore tandis
que de l'autre on ne l'entend pas du tout, on peut être
assuré qu'il est affecté de pneumothorax dans ce dernier
côté. » Galliard pour affirmer l'existence d'un pneumothorax parle du trépied pneumothoracique, le tympanisme, l'obscurité respiratoire et l'abolition des vibrations.

Mais lorsque n'existe qu'un signe assez vague, assez flou de pneumothorax, il faut bien dire que le diagnostic en est très difficile, souvent même impossible.

En effet, des principaux signes physiques du pneumothorax, il n'en est aucun qui lui soit propre et soit pathognomonique de l'affection.

La sonorité tympanique peut existor dans d'autres affections. On peut la rencontrer dans l'emphysème pulmonaire, quoique le plus souvent on ait seulement une sonorité exagérée et non pas un tympanisme éclatant. On l'a décrite dans des cas de pneumonie lobaire, le bruit skodique siégeant sous la clavicule lorsque la partie inférieure du poumon est hépatisée ; Graves prétend que le son tympanique de la pneumonie n'a qu'une durée tout à fait éphémère, et qu'avec l'hépatisation apparaît l'obscurité du son, puis la matité.

La sonorité tympanique peut exister dans les cavernes pulmonaires, et parfois annexée à d'autres signes tels que le souffle amphorique ou le tintement métallique qui peuvent en imposer pour un pneumothorax partiel ; et si Wintrich et Friedreich ont insisté sur la variation de la tonalité du son de percussion dans les cavernes suivant que le malade ouvre la bouche ou respire, Biermer a étudié et montré que le tympanisme du pneumothorax peut changer aussi de tonalité suivant les positions du malade.

Le tympanisme existe dans la pleurésie, et si le skodisme sous-claviculaire dû au refoulement du poumon par un épanchement pleural liquide assez abondant diffère en principe par sa tonalité moins élevée, son timbre non métallique et sa situation en avant sous la clavicule du tympanisme pneumothoracique perçu généralement en avant et en arrière et à tonalité plus élevée, il faut bien dire que parfois la différence entre eux deux est assez difficile. Nous avons vu dans plusieurs de nos observations un pyopneumothorax contenant une grande quantité de liquide, ne se manifestant en arrière que par une matité étendue sur une grande hauteur du poumon et en avant par un peu d'exagération de la sonorité sous la clavicule, être pris pour un simple épanchement liquide. Et nous croyons que c'est là une source d'erreur de diagnostic assez fréquente, la quantité de liquide de l'hydro ou pyopneumothorax étant abondante, et la cavité supérieure occupée par l'air étant trop petite pour se manifester par des signes évidents de pneumothorax ; l'épanchement liquide seul est diagnostiqué, la présence de l'air passe inaperçue.

L'abolition des vibrations thoraciques et la disparition ou *l'affaiblissement du murmure vésiculaire* n'ont évidemment de valeur diagnostique comme signes de pneumothorax que s'ils sont accompagnés d'autres symptômes.

Le souffle amphorique a été décrit par Friedreich dans certaines pneumonies. Il a été noté parfois dans la pleurésie par Rilliet et Barthez, Landouzy, Beauvais, Béhier ; pour Béhier le souffle amphorique dans le pneumothorax se limite au fur et à mesure que l'épanchement augmente, tandis que dans la pleurésie il est plus net avec l'augmentation du liquide. Le souffle amphorique se rencontre aussi dans les cavernes pulmonaires, et nous avons déjà vu que s'il avait un timbre plus creux, pas aussi métallique que dans le pneumothorax, il pouvait parfois, surtout lorsqu'il est associé à d'autres symptômes tels que le tympanisme et le tintement métallique, rendre le diagnostic assez délicat entre les deux affections.

Le tintement métallique a été décrit également dans les cavernes pulmonaires, et s'il est le plus souvent moins fort, moins marqué, se produisant dans la région du sommet, il peut aussi ressembler aussi fortement que possible à celui que l'on perçoit dans le pneumothorax.

La succussion hippocratique enfin peut se rencontrer en dehors de l'hydro ou pyopneumothorax. On peut la rencontrer dans certaines cavernes spacieuses, quoique généralement le pus soit très épais, en trop petite abondance, et la caisse de résonance trop petite pour donner lieu à sa production ; néanmoins elle a été notée.

La succussion existe dans les cas de pyopneumothorax sous-diaphragmatique ou faux pyopneumothorax, et si le diagnostic clinique est souvent difficile à faire avec le vrai pyopneumothorax de la cavité pleurale, nous verrons plus loin, comme pour de nombreux autres cas, que l'examen du malade aux rayons X viendra lever les doutes que l'on pouvait avoir à ce sujet.

Enfin, il faut noter que le phénomène de la succussion peut être produit parfois par du clapotage gastrique et lorsque dans le cas de grands estomacs dilatés ce clapotage s'accompagne de tympanisme à la percussion pouvant remonter plus ou moins haut sur la paroi thoracique tout au moins en avant, on comprend que l'on ait pu faire de grossières erreurs de diagnostic et penser dans ces cas à un pneumothorax qui n'existait pas en réalité.

7 AD

Nous venons de voir assez rapidement que les principaux signes physiques du pneumothorax pouvaient exister dans d'autres affections et que pris isolément ils n'avaient pas une valeur diagnostique absolue. Or, le plus souvent l'un quelconque ou quelques-uns de ces signes existent avec des signes fonctionnels ou des symptômes tenant à l'évolution de l'affection qui font penser à la possibilité d'un pneumothorax et le font rechercher avec soin. Mais nous savons qu'il existe des pneumothorax latents, c'est-à-dire qui peuvent rester inaperçus si on ne les ausculte pas, qui n'ont pas de début brusque, qui ne s'accompagnent que d'une légère dyspnée. Si donc à cette latence possible de l'affection, nous ajoutons le peu de signes physiques par lesquels elle peut se manifester, nous comprendrons aisément comment l'on peut méconnaître la présence d'un pneumothorax ou faire des erreurs de diagnostic à son sujet.

Cependant, depuis quelques années, depuis que les *rayons X* sont entrés dans le domaine de la pratique courante, on peut dire que l'on possède dans la radioscopie et la radiographie le seul moyen qui permette de ne pas laisser passer un pneumothorax inaperçu. Bouchard, Béclère ont montré l'importance de la radioscopie et de la radiographie pour l'examen des organes internes, et notamment la valeur de ce moyen de contrôle dans le diagnostic des affections des organes thoraciques. Les différentes lésions intéressant soit le poumon ou la plèvre, soit le cœur, soit le médiastin sont diagnostiquées par l'examen à l'écran, et l'on sait combien souvent cet examen vient modifier plus ou moins complètement le diagnostic porté jusqu'alors. Il est évident que c'est un moyen de contrôle des plus importants, car il repose sur celui de nos sens qui est le plus sûr, le plus fidèle, et par conséquent le moins sujet à caution, sur la vue. Il permet au clinicien de voir la lésion et de la diagnostiquer.

Le pneumothorax est certainement de toutes les affections visibles à l'écran, la plus nette et la plus caractéristique. Il se manifeste, dans les cas de pneumothorax simple, sous la forme d'un espace clair, tranchant sur la teinte gris noirâtre ordinaire donnée par le poumon normal. Il est évident que cette tache claire variera d'étendue, de siège, suivant les dimensions et la situation du pneumothorax. Elle apparaîtra sous forme de tache soit arrondie, soit plus ou moins linéaire, soit souvent en forme de coin ou de triangle, tranchant par sa clarté sur la teinte grise générale, dans les cas de pneumothorax enkystés, et dans les différentes variétés de pneumothorax partiels. Lorsqu'on aura affaire à un pneumothorax total, de la grande cavité pleurale, on verra que tout le côté malade est beaucoup plus clair que l'autre, la zone de clarté pouvant varier d'étendue et présentant des limites un peu floues surtout au niveau de sa partie supérieure, la base étant généralement plus éclairée ; ce fait est plus marqué dans les pneumothorax d'origine tuberculeuse, par suite de la présence dans les régions supérieures d'adhérences plus ou moins nombreuses limitant la cavité pleurale et formant sur l'écran des taches grisâtres.

Lorsqu'on se trouve en présence d'un hydro ou pyopneumothorax, l'examen radioscopique est peut-être encore plus caractéristique. Il a été très justement comparé par Williams à l'aspect que donnerait un bocal de verre à moitié plein d'encre. A la partie inférieure existe une zone sombre, assez noire, correspondant à l'épanchement liquide et variant de hauteur suivant la quantité de celui-ci ; au-dessus se trouve une zone claire ordinairement en forme de coupole, de demi-cercle, correspondant à l'épanchement gazeux et de dimensions variables également. Entre la zone claire et la zone sombre existe une ligne sombre horizontale, très distincte, très nette, correspondant à la surface de l'épanchement liquide et formant une limite très visible à ce niveau. Cette ligne se modifie avec les différentes positions du sujet, mais reste néanmoins toujours dans l'horizontalité, soit que le malade se couche sur le dos, soit qu'il reste dans le décubitus latéral. Si l'on vient à imprimer des secousses au malade, comme dans la manœuvre usitée pour la recherche de la succussion hippocratique, on voit la ligne de séparation des deux zones claire et sombre s'onduler sous l'influence des secousses et le liquide paraît agité de vagues. Pour Kienboëck le niveau liquide peut être agité à la moindre secousse, au moindre tremblement du plancher. Les oscillations du liquide, les vagues ainsi formées sont d'ailleurs plus ou moins marquées ; elles sont beaucoup plus nettes, ont beaucoup plus d'amplitude dans le cas d'épanchement liquide moyen avec une cavité sus-jacente de dimension moyenne, que lorsque l'épanchement est abondant et la cavité supérieure réduite. Ce fait peut être pratiquement mis en évidence, et notamment dans une de nos observations, après une ponction de 800 grammes de liquide purulent, les oscillations de la couche liquide étaient beaucoup plus nettes qu'auparavant. Ces oscillations varient d'ailleurs également avec le degré de fluidité du liquide et avec la tension du gaz sus-jacent. Kienboëck prétend que dans certains cas elles peuvent atteindre 10 centimètres de hauteur quand on secoue fortement le malade.

De plus, si l'hydro ou pyopneumothorax siège à gauche, on peut voir le niveau du liquide agité de vagues constantes sous l'influence du choc du cœur.

L'examen radioscopique permet de plus dans le cas de pneumothorax de se rendre compte du déplacement plus ou moins marqué du cœur par l'épanchement gazeux ou liquide, et enfin du refoulement du poumon, généralement en haut et en dedans contre la colonne vertébrale.

Il est un autre phénomène important trouvé à la radioscopie dans certains cas de pneumothorax, signe déjà signalé par plusieurs auteurs, Jaworsky, Kienboëck, Stembo, Arnsperger, plus récemment par Béclère, appelé par Kienboëck mouvement respiratoire paradoxal du diaphragme et décrit par Béclère sous le nom de pneumothorax à bascule. Il consiste en ce fait que dans les grands mouvements respiratoires on voit du côté malade le diaphragme s'élever à l'inspiration et s'abaisser à l'expiration, exécutant donc des mouvements inverses de ceux qui se passent du côté sain. Il s'exécute, comme disent Maillart et Lasserre, un mouvement de bascule du diaphragme autour d'un axe horizontal et antéro-postérieur allant de la colonne vertébrale à l'appendice xyphoïde. La différence des niveaux des deux moitiés du diaphragme atteint un à deux espaces intercostaux suivant la profondeur des respirations.

Le fait est vu beaucoup plus nettement lorsqu'on se trouve en présence d'un hydro ou pyopneumothorax, on voit alors le niveau du liquide s'élever pendant l'inspiration et s'abaisser pendant l'expiration.

L'explication de ce phénomène réside dans la paralysie de la moitié du diaphragme du côté malade, et dans les variations de la pression abdominale. Le diaphragme du côté malade est inerte, paralysé par la lésion sus-jacente et ne possède plus que des mouvements passifs, qui lui sont communiqués. Or, comme le disent Maillart et Lasserre, ces mouvements ne dépendent pas des changements de forme du thorax, ni des variations respiratoires de la pression thoracique, puisque le mouvement de bascule a été observé dans des pneumothorax largement ouverts et dans des pneumothorax fermés, et qu'il disparaît quand l'épanchement liquide augmente, de telle façon que la pression de charge de ce liquide contrebalance la pression abdominale. D'autre part Bard a montré que le pneumothorax seul peut donner dans la plèvre une pression fortement positive. Si donc dans un épanchement liquide simple nous voyons le niveau du liquide subir seulement les variations dues au changement de forme et de volume du thorax, c'est-à-dire s'abaisser à l'inspiration et s'élever à l'expiration, et s'il en est autrement dans le pneumothorax, c'est que dans ce dernier cas entre en jeu un facteur nouveau, la variation de la pression abdominale à chaque respiration.

Récemment un auteur italien, Pari, prétendait que le mouvement de bascule du diaphragme était l'effet non pas de sa paralysie, mais au contraire de son activité. D'après lui le phénomène se produit lorsque la pression dans la cavité pleurale est suffisamment accrue pour effondrer le diaphragme au point de produire une convexité dirigée vers l'abdomen : dans ces conditions, le muscle en se contractant pendant l'inspiration, aplanit sa courbe et s'élève.

Nous venons de voir comment se manifeste un pneumothorax à la radioscopie. On le différencie ordinairement assez nettement de quelques affections qui peuvent lui ressembler examinées à l'écran.

L'emphysème pulmonaire, tout en donnant une clarté pulmonaire plus grande que normalement, n'atteint pas celle fournie par le pneumothorax ; de plus, la lésion est le plus souvent bilatérale.

Les cavernes pulmonaires ont pu être confondues avec certains pneumothorax partiels, enkystés. Mais elles siègent ordinairement au sommet du poumon, sont de dimensions assez restreintes, sont moins claires que le pneumothorax, et entourées d'une coque plus sombre : elles renferment parfois du pus, mais qui est assez épais et se prête moins bien à la production de la succussion visible.

Enfin les abcès sous-phréniques accompagnés de gaz pourraient en imposer pour un pyopneumothorax. Mais si les signes cliniques ne permettent pas de faire un diagnostic différentiel assez précis, la radioscopie montrera que dans les abcès sous-phréniques, la lésion siège au-dessous du diaphragme que l'on délimite et que l'on voit animé de ses mouvements. Si dans les deux cas les gaz épanchés donnent les mêmes données visuelles et si la succussion se voit de la même façon, on remarquera que dans le cas d'abcès sous-phrénique, le niveau du liquide reste le même pendant la respiration ou se mobilise comme le diaphragme, c'est-à-dire s'abaisse à l'inspiration et s'élève à l'expiration, formant le contraire de ce qui existe dans le pyopneumothorax.

Si la radioscopie nous permet de découvrir dans certains cas des pneumothorax plus ou moins silencieux, elle permet également de suivre l'évolution de cette affection et en particulier de reconnaître qu'un pneumothorax existe toujours alors que l'on pourrait penser à sa guérison plus ou moins complète. En effet, dans un pyopneumothorax, par exemple, la disparition temporaire ou définitive d'un ou de plusieurs signes physiques peut faire croire que l'épanchement gazeux s'est résorbé et qu'il ne persiste plus que du liquide, alors que l'examen à l'écran montrera la présence du pneumothorax. Les auteurs ont enseigné dans ces cas un moyen de diagnostic assez important ; c'est le déplacement rapide et considérable de la matité constatée, notamment lorsque l'on fait passer le malade de la position assise à la position couchée ou inversement. On sait, en effet, que parmi les conditions diverses qui peuvent faire varier la mobilité apparente ou réelle d'un épanchement, la présence de l'air dans la plèvre est une de celles qui facilitent le plus le déplacement du liquide.

Ce que nous avons dit des données fournies par la radioscopie est applicable en partie à la radiographie. Celle-ci donne pourtant des lignes plus floues et nous donne des renseignements bien moins complets que la radioscopie. Si l'épreuve radiographique nous permet de voir la tache claire du pneumothorax, si dans l'hydro ou pyopneumothorax elle montre bien l'image de la bouteille d'encre à moitié remplie comme le dit Williams, elle ne nous permet de voir ni les mouvements respiratoires, ni le mouvement de bascule du diaphragme, ni les ondulations de la couche liquide produites soit par des secousses imprimées au malade, soit par la transmission des battements cardiaques.

On peut donc dire que l'examen aux rayons X permet toujours dans les cas de pneumothorax de diagnostiquer l'affection. Cet examen qui devrait être pratiqué à propos de chaque malade en général, devra l'être plus particulièrement chaque fois que le clinicien aura quelque doute sur la nature d'une affection thoracique un peu anormale. Il est rare, en effet, nous l'avons vu, qu'un pneumothorax reste complètement silencieux pendant un temps relativement long. Il se manifestera généralement par un ou quelques signes plus ou moins légers et auxquels on ne prêtera pas toute l'attention voulue ; ce sont pourtant ces signes qui demanderont un examen plus complet et feront songer à pratiquer la radioscopie qui fera faire le diagnostic.

Tantôt l'attention du clinicien sera mise en éveil par le début brusque, plus ou moins dramatique de l'affection, avec ses phénomènes douloureux et sa dyspnée, et le pneumothorax devra être rigoureusement recherché les jours suivants, surtout si l'on a affaire à un malade tuberculeux chez lequel une complication de cette nature est relativement fréquente.

Tantôt, au cours de l'examen d'un malade, on sera frappé par quelques signes physiques légers existant en un endroit plus ou moins localisé du poumon, résonance exagérée à la percussion, ou bien notion légère de bruits amphoriques ou métalliques perçus momentanément ; et il faudra penser à la possibilité d'un pneumothorax soit partiel, enkysté, soit plus volumineux, mais relativement silencieux.

Tantôt, enfin, en présence des symptômes d'un épanchement liquide pleural plus ou moins abondant, on remarquera sous la clavicule en avant une sonorité différant un peu par sa tonalité du skodisme ordinaire ; et il faudra rechercher avec soin s'il n'existe pas quelque signe d'hydro ou pyopneumothorax, si au-dessus de l'épanchement liquide facilement décelable n'existe pas un épanchement d'air peu volumineux et pouvant passer inaperçu.

Il est vrai que cliniquement, en cas de doute, nous avons un moyen de contrôle exact dans la ponction exploratrice. Faite en un endroit unique elle pourra donner issue à du liquide ou à du gaz suivant la nature de l'épanchement. Répétée et pratiquée à des hauteurs différentes, elle pourra nous renseigner sur la présence simultanée dans la plèvre de liquide et d'air. Mais nous savons que certains pneumothorax enkystés et situés profondément seront difficilement atteints par l'aiguille exploratrice ; nous savons aussi que certains liquides trop épais s'écouleront difficilement par cette aiguille. Donc la ponction exploratrice elle-même peut ne pas nous donner satisfaction complète et venir lever les doutes que l'on pourrait avoir au sujet du diagnostic de l'affection.

C'est dans ces cas que l'examen aux rayons X nous sera d'un grand secours. Grâce à la radioscopie on pourra affirmer qu'il existe ou non de l'air dans la cavité pleurale ; grâce à elle on pourra dans de nombreux

cas affirmer qu'il existe un penumothorax ou hydropneumothorax avant que celui-ci ne se révèle par des signes
physiques assez marqués pour permettre d'en faire un
diagnostic clinique certain.

CONCLUSIONS

I. — Toute présence d'air dans la plèvre ne donne pas lieu forcément d'une façon immédiate aux signes physiques classiques du pneumothorax.

II. — Ces signes peuvent n'apparaître que un, deux, ou plusieurs jours après le début réel de l'affection.

III. — Même au bout d'un temps plus ou moins long, le pneumothorax peut ne donner lieu qu'à un ou quelques signes légers, qui peuvent facilement passer inaperçus et demandent très souvent à être recherchés avec soin.

IV. — Il existe donc une forme silencieuse du pneumothorax, c'est-à-dire que l'affection existant réellement ne se révèle au clinicien par aucun ou par de très légers signes physiques, les symptômes fonctionnels pouvant ou non exister.

V. — Cette forme silencieuse a pu dans quelques cas être constatée pendant presque toute la durée de l'affection ; mais en général elle n'existe que d'une façon passagère. Elle peut se rencontrer dans le pneumothorax simple, soit le plus souvent au début, soit pendant le cours de l'affection, soit à la fin, faisant supposer dans ce cas une guérison qui n'existe pas en réalité.

De même dans le cours de l'hydro ou pyopneumothorax, certains signes physiques peuvent manquer ou disparaître, le pneumothorax être silencieux et l'épanchement liquide seul sembler exister.

VI. — Ces données paraissent vraies indifféremment dans les diverses variétés de pneumothorax, ouvert, fermé, ou à soupape, de même que l'on ait affaire à un pneumothorax enkysté ou de la grande cavité pleurale.

VII. — Plusieurs causes paraissent intervenir pour expliquer le silence relatif de ces pneumothorax : 1° l'état des différents éléments anatomiques (poumon, plèvre) séparant la lésion de l'oreille du clinicien qui ausculte et du doigt qui percute ; 2° la situation en étendue et en profondeur du pneumothorax, son enkystement plus ou moins marqué ; 3° enfin et surtout, les variations de quantité et de pression soit du côté de l'épanchement gazeux, soit du côté de l'épanchement liquide.

VIII. — Le diagnostic du pneumothorax silencieux est parfois délicat à faire. Il faudra y songer en présence de quelque signe physique habituellement décrit dans cette affection si léger et si localisé soit-il, et faire une recherche méthodique de la lésion, surtout si l'attention est déjà attirée du côté de troubles fonctionnels tels que la douleur et la dyspnée.

IX. — Si l'on a pensé à la possibilité d'un pneumothorax et si le diagnostic clinique est difficile à préciser, un seul moyen de contrôle viendra lever tous les doutes, la radioscopie, de préférence à la radiographie. Souvent

elle seule montrera la présence d'un épanchement gazeux
dans la plèvre alors que l'on n'en soupçonnait même pas
l'existence ; souvent aussi elle montrera la persistance
de cet épanchement gazeux alors que les données cliniques pourraient faire croire à sa résorption et à une guérison relative. Elle permettra dans tous les cas de porter un diagnostic précis, de suivre l'évolution de la maladie et de pouvoir comparer régulièrement les données
de la clinique à celles fournies par les rayons X.

Vu :

Le Président de la Thèse.
WEILL.

Vu :

Le Doyen,
L. HUGOUNENQ.

Vu et permis d'imprimer :

Lyon, le 5 juillet 1903.

Le Recteur, Président du Conseil de l'Université,

P. JOUBIN

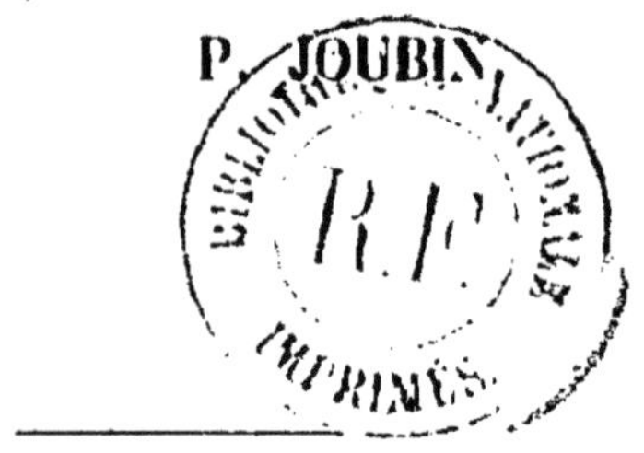

BIBLIOGRAPHIE

Achard et Grenet. — Sur l'insufflation d'air stérilisé dans les épanchements pleuraux. *Soc. méd. des hôp. de Paris*, 17 avril 1903.

Audet. — Le pyopneumothorax tuberculeux à forme prolongée (son traitement par les ponctions répétées). Thèse de Lyon, 1907-08.

Bard. — Recherches expérimentales et cliniques sur la pression intrapleurale dans le pneumothorax. *Rev. de méd.*, 1901.

Bard. — Procédé simple pour mesurer le volume de la cavité d'un pneumothorax. *Semaine méd.*, octobre 1901.

Bard. — Recherches cliniques et expérimentales sur la pression des épanchements pleuraux. *Rev. de méd.*, mars et avril 1902.

Barjon. — Communication à la Société nationale de médecine de Lyon, 19 décembre 1904. *Lyon méd.*, 1905.

Barth. — Article : *Succussion thoracique*, in *Dictionn. des sciences méd.*

Barth et Roger. — Article : *Tintement métallique*, in *Dictionn. des sciences méd.*

Baümler. — Ueber ein eigentumlichen Auftreter tympanitischen Schallbezirke im Gebiet der Flüssigkeitsammlung bei Sero und Pyopneumothorax. In *Deutsche Arch. f. Klin. Med.*, LXXXIV, 1-4, 1905.

Béclère. — Les rayons de Rœntgen et le diagnostic des affections thoraciques non tuberculeuses. Paris, 1901.

Béclère. — Les rayons de Rœntgen et le diagnostic des maladies internes. Paris, 1904.

Béhier. — Conférences de clinique médicale, 1864.

Bouchard. — Traité de pathologie générale.

Bouchard. — Traité de radiologie médicale, Paris, 1903.

Brouardel et Gilbert. — Traité de médecine.

Chauffard. — Le pneumothorax. *Rev. génér. de clinique et de thérapeutique*, 1906.

Chauffard. — De la recherche de la succussion hippocratique dans les cas de pyo ou d'hydropneumothorax. *Soc. méd. des hôpit. de Paris*, 27 avril et 4 mai 1906.

Desbiez. — Le pneumothorax à soupape et son traitement. Thèse de Paris, 1900.

Destot. — Sur la radioscopie. *Lyon méd.*, 15 janvier 1905.

Destot. — Communication à la Société nationale de médecine de Lyon, 19 décembre 1904. *Lyon méd.*, 1905.

Destot. — Communication à la Société nationale de médecine de Lyon, 20 février 1905. *Lyon méd.*, 1905.

Destot. — Communication à la Société nationale de médecine de Lyon, 27 février 1905. *Lyon méd.*, 1905.

Devic et Chalier. — Un cas d'empyème sous-phrénique diagnostiqué uniquement par la radioscopie; mouvement de bascule des deux moitiés du diaphragme. *Lyon méd.*, 14 mai 1905.

Duplant. — Le pneumothorax à soupape (pathogénie et physiologie pathologique). *Rev. de méd.*, septembre 1900.

Duplant. — Pyopneumothorax enkysté. *Lyon méd.*, 1902.

Durbin. — Les pneumothorax partiels et en particulier le pneumothorax interlobaire. Thèse de Paris, 1908.

Faisans. — Maladies des organes respiratoires (méthodes d'exploration, signes physiques), 1903.

Ferras. — Contribution à l'étude des signes cliniques et du traitement du pneumothorax à soupape (radioscopie, ponction capillaire). Thèse de Lyon, 1905.

Galliard. — Le pneumothorax. Collection Charcot-Debove, 1892.

Galliard. — Société médicale des hôpitaux de Paris, 11 mai 1906.

Gébrak. — Le pneumothorax dans la bronchectaxie. Thèse de Paris, 1900-01.

Gérard. — Des pleurésies putrides primitives avec pneumothorax. Thèse de Lyon, 1900.

Graves. — Leçons de clinique médicale, 1862.

Handjian. — Contribution à l'étude du pneumothorax partiel. Thèse de Paris, 1858-89.

Jaccoud. — Leçons de clinique médicale. Hôpital de la Pitié, 1883-84.

Kienboéck. — *Wiener Klin. Wochenschrift*, 1898.

Laénnec. — Traité de l'auscultation médiate.

Maillart et Lasserre. — Un cas de pneumothorax droit spontané (pneumothorax des conscrits); examen radioscopique et mensuration de la pression pleurale. *Rev. méd. de la Suisse romande*, novembre 1902.

May et Lindemann. — Ueber die Entstehung des tympanitischen und des nichttympanitischen Percussionschalles. *Deutsche Arch. f. Klin. Med.*, LXVIII, 1-2, 1900.

Morisson. — Le son de percussion amphorique. Thèse de Paris, 1903.

Mouisset et Bourret. — Abcès du poumon et pneumothorax. *Lyon méd.*, 3 novembre 1907.

Mouisset et Jouffray. — De la thoracentèse dans le pneumothorax tuberculeux. *Lyon méd.*, 29 décembre 1907.

Moutot. — Pyopneumothorax; guérison (radioscopie, pleuroscopie). *Lyon méd.*, 17 juin 1906.

Pari. — Le mouvement inverse du diaphragme dans le pneumothorax. *Gaz. degli Osped. e delle Clin.*, 8 septembre 1907; *Gaz. des hôpit.*, 4 avril 1908.

Paviot. — Précis de diagnostic médical et de séméiologie.

Rist. — Société médicale des hôpitaux de Paris, 11 mai 1906.

Rodet et Pourrat. — Recherches expérimentales sur le pneumothorax. *Arch. de physiol.*, 1892.

Roger et Gilbert. — *Rev. de méd.*, décembre 1891.

Sabourin. — Sur le pneumothorax scissural. *Arch. génér. de méd.*, 2 mai 1903.

Sabourin. — Deux cas de pneumothorax scissural. *Arch. gén. de méd.*, 9 octobre 1906.

Sabourin. — Le pneumothorax muet. *Rev. de méd.*, février 1908.

Tolmer. — Du pneumothorax partiel inférieur à symptômes péritonéo-pleuraux. Thèse de Paris, 1891-92.

Vaquez. — Valeur diagnostique des signes physiques, du bruit de flot en particulier, au cours de l'hydropneumothorax. *Soc. méd. des hôp. de Paris*, 11 mai 1906.

Weil. — Zur Lehre von Pneumothorax. *Deutsch. Arch. für Klinik. méd.*, 1880-1883.

Widal. — Article : *Pneumothorax*, in *Dictionn. des sciences méd.*

Woillez. — Traité des maladies aiguës des organes respiratoires.

TABLE DES MATIÈRES

12002 — Imprimeries Réunies, rue Rachais, 8, Lyon.